この子たちの希望の光を決して消させない

発達障害を救う
在野の脳神経外科医が
風に向かって立つ！

小児脳神経外科医
下地武義

はじめに

多動症との出会いは、シカゴの小児病院で小児神経の研修を受けていたときだ。私にとって衝撃的といえる症状だった。このとき、日本には、こんなに落ち着きなく動き回る子どもはいないと心底思っていた。医師として未熟な時期であった。

帰国後、驚いたことに、そのような症状を持つ子どもと連日のように遭遇することになった。のちに、ＣＴが一般的に普及されたために、知的障害のある子どもたちにもＣＴ検査が適応され、日常茶飯事のようにくも膜のう胞の診断が下された。そのなかに、大きなくも膜のう胞が側頭葉前面にできている子どもがいて、言葉の遅れ、多動、自閉的な症状が現れていた。そうした子どもたちの治療に、私は没頭していった。

しかし残念ながら、くも膜のう胞は治療することで消失したが、言葉の遅れ、多動、自閉症的な症状の消失を見ることはなかった。これが１９８０年代前半の話である。

ところが、１９９４年から数年間にわたって治療を行った中等度から軽度《けいど》三角頭蓋《さんかくずがい》の子どもたちは、言葉の遅れ、多動、自閉傾向の症状が改善した。あるいは消失していた。この事実に正直なところ私自身たいへん戸惑った。私は、恩師の「ハンブル（humble）しながら、ハンブルしながら……」という言葉を思い出していた。ハンブルとは謙虚にということだが、恩師は、野球でいう球を受けそこなうお手玉、あるいは反芻を意味しているようだった。以後、きっちりとＣＴやＭＲＩなどの検査を精査しながら手術を進めていった。頭蓋内圧測定も途中から加え、なぜ言葉の遅れなどの症状が出現するのか、なぜ手術で症状が軽減するのか、というメカニズムの解明を私なりに進めてきた。

軽度三角頭蓋と関わって、これまでの常識では計りしれない多くのことを学ばせてもらった。こんな軽度で……、こんなひどい症状が……、何度反省させられたであろうか。そうした折、自閉症の治療のための手術では、との批判が出た。

しかし、自閉症という確立された疾患の治療ではなく、軽度三角頭蓋の病態でも脳機能を悪化させて自閉症と同様の症状を招いているという事実があり、三角頭蓋の治療をすることで、自閉症といわれる患児に現れる症状の改善につながっている。こう考えれば理解しやすいのではないだろうか。

脳神経外科医は、自閉症や多動症などと診断された患児たちと交わることはほとんどないのが現状である。それゆえ、軽度三角頭蓋で自閉症や多動症などの臨床症状を持つ患児たちを治療するという有意義さ、このことを小児脳神経外科医と自認している先生方にもなかなか受け入れてもらえない段階である。

私は日本二分脊椎症協会の沖縄支部の顧問を長年務めている。かなり前の本部の会長が言った「医師を動かすのは患者だ」という言葉に胸を打たれた記憶がある。

軽度三角頭蓋のため、さまざまな臨床症状を合併する患児が多くいるという事実。このことを知ってほしい。情報の一環となればいい。こうした思いで執筆することにした。

まだまだ多くの研究課題が残されている。しかし、患児たち、そのご両親の心痛を思うと待てないというのが、私の正直な気持ちである。いかなる反論があろうとも、実践しな

がら研究を前に進めていく覚悟である。治療後の子どもたちやご両親の明るい声が何より
の励みになっている。

下地 武義

目次

正面

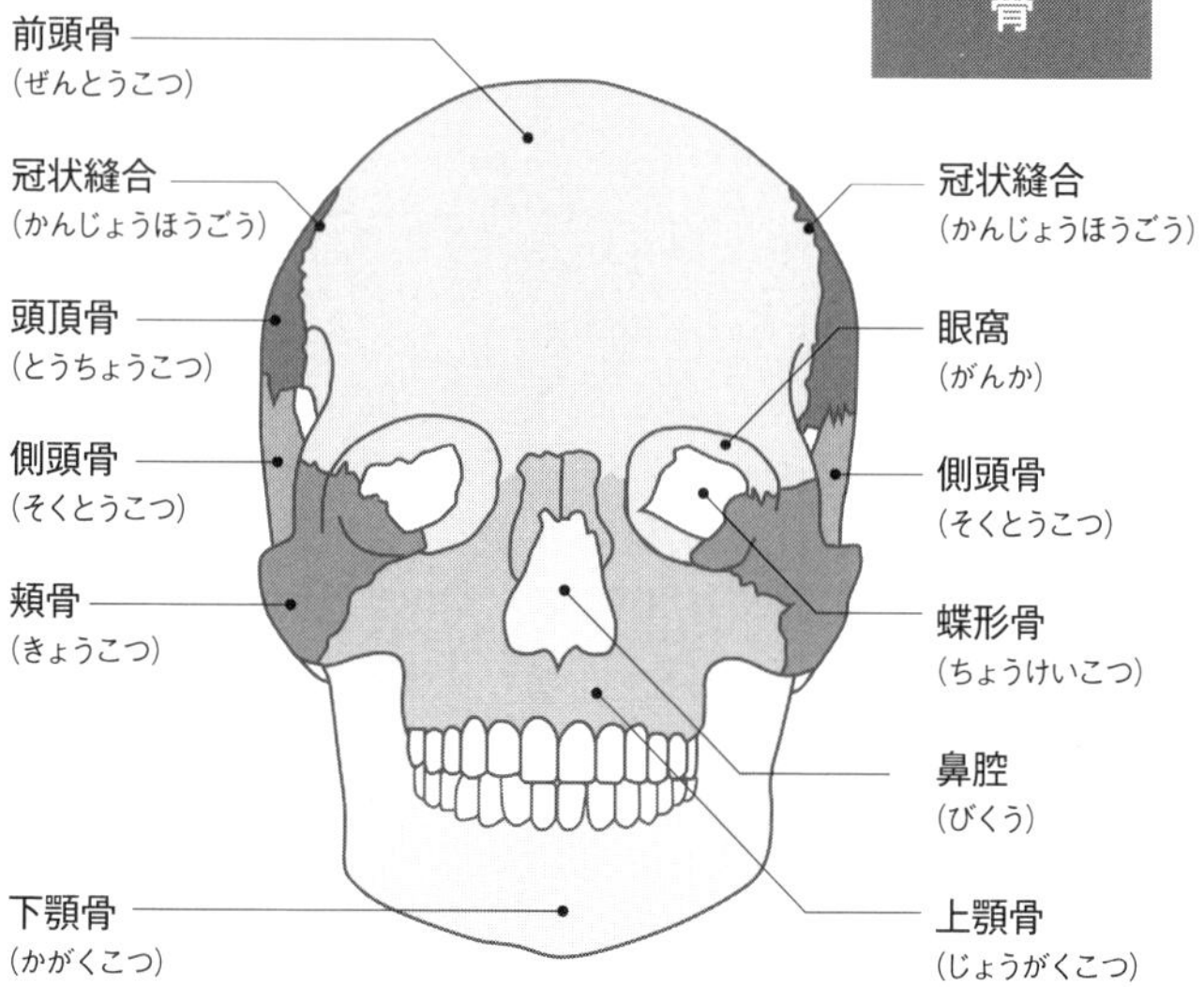
前頭骨
（ぜんとうこつ）
冠状縫合
（かんじょうほうごう）
頭頂骨
（とうちょうこつ）
側頭骨
（そくとうこつ）
頬骨
（きょうこつ）
下顎骨
（かがくこつ）
冠状縫合
（かんじょうほうごう）
眼窩
（がんか）
側頭骨
（そくとうこつ）
蝶形骨
（ちょうけいこつ）
鼻腔
（びくう）
上顎骨
（じょうがくこつ）

上面（新生児）

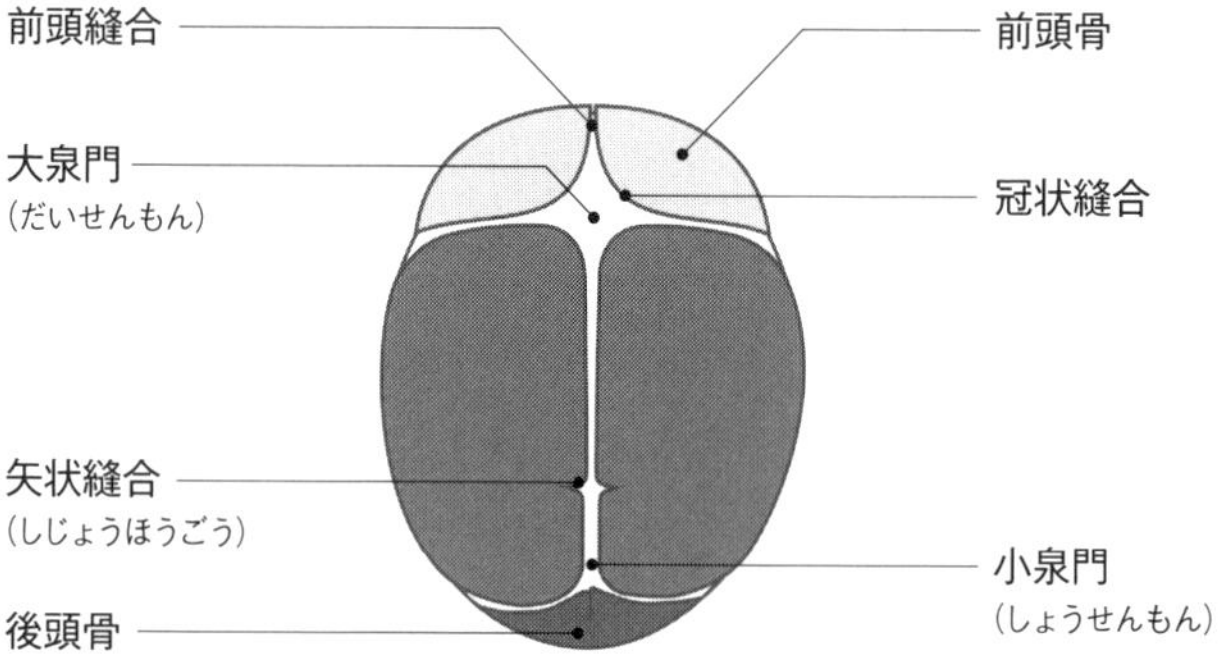
前頭縫合
大泉門
（だいせんもん）
矢状縫合
（しじょうほうごう）
後頭骨
前頭骨
冠状縫合
小泉門
（しょうせんもん）

側面

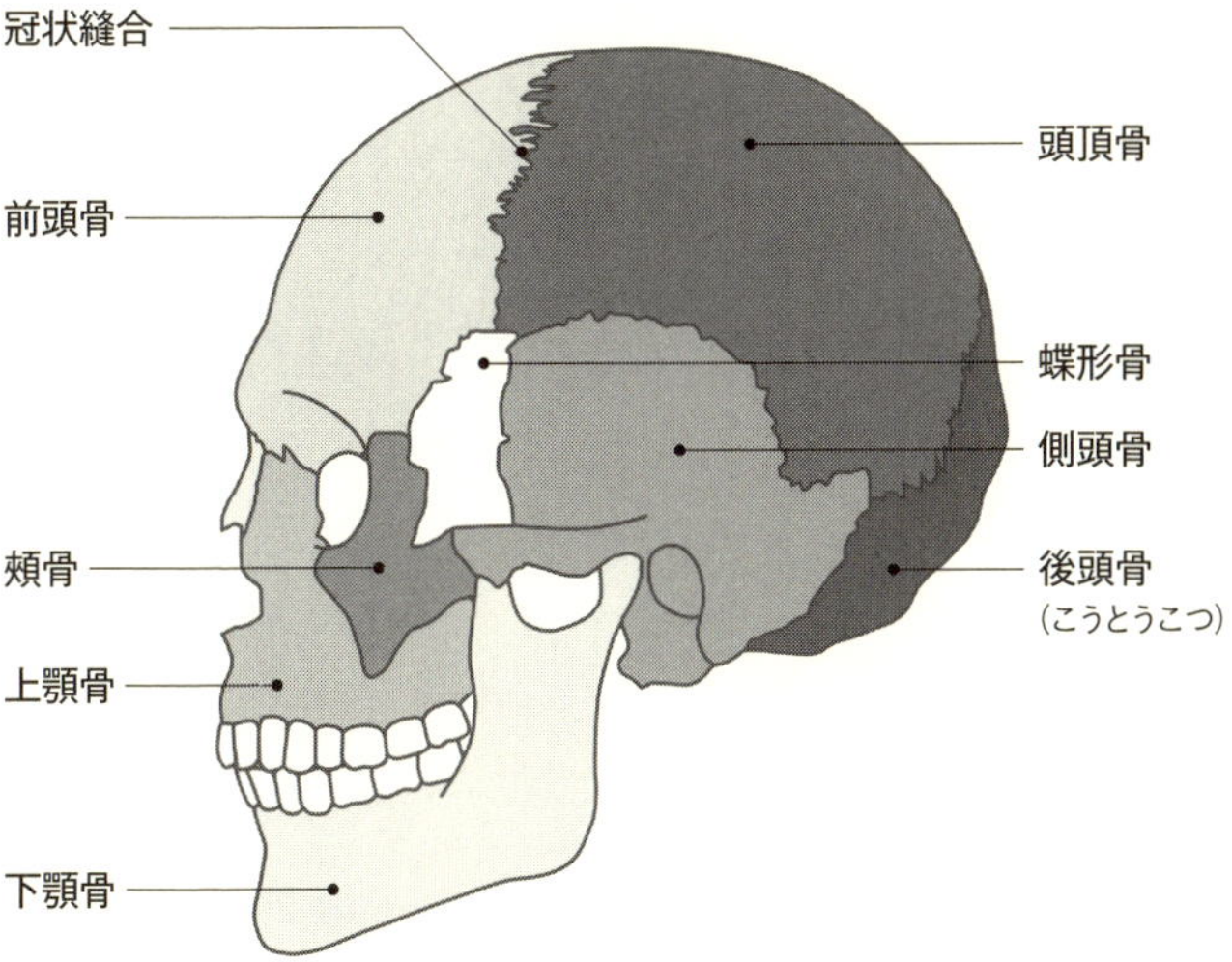
冠状縫合
頭頂骨
前頭骨
蝶形骨
側頭骨
頬骨
後頭骨
(こうとうこつ)
上顎骨
下顎骨

上面（成人）

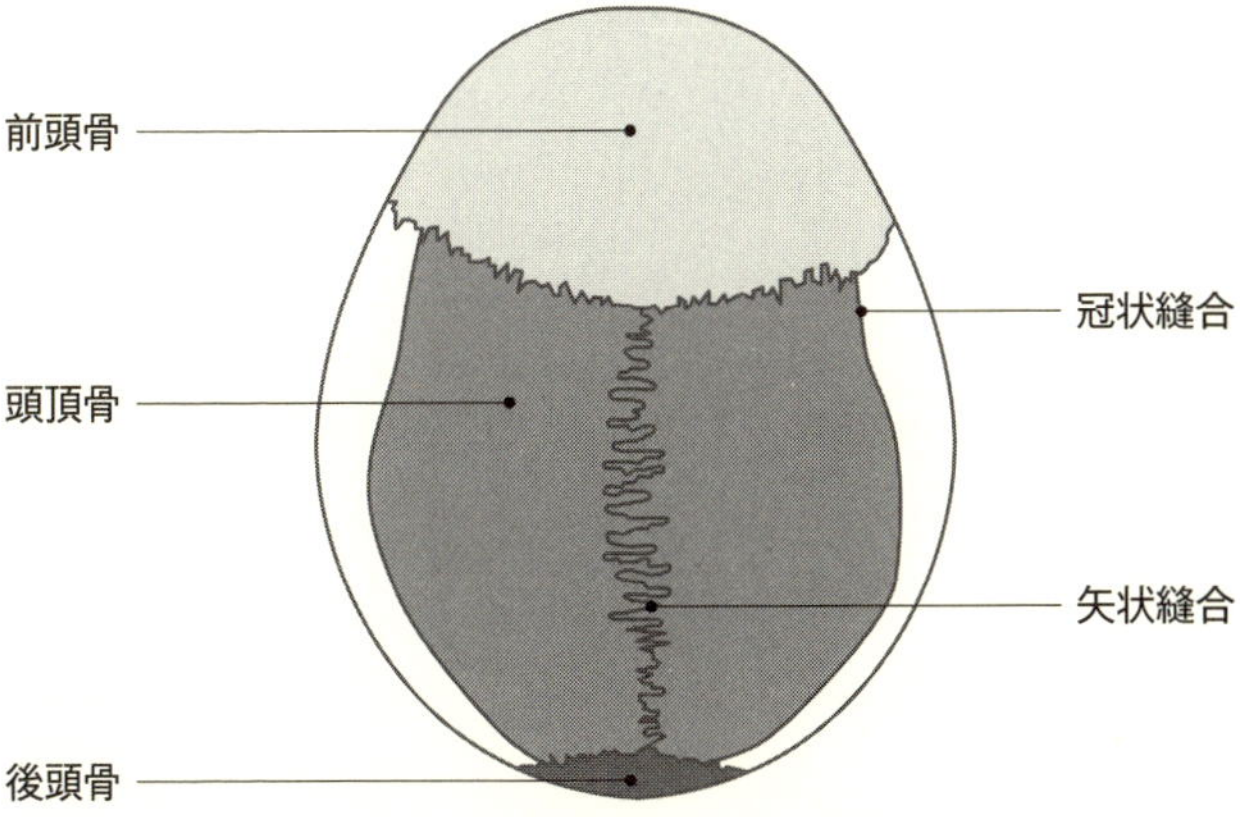
前頭骨
冠状縫合
頭頂骨
矢状縫合
後頭骨

第1章

衝撃的な出会い

それは1994年8月、沖縄県立八重山病院小児科・四方先生からの電話で始まった。

「先生、頭の形がおかしい子がいるのですが」

それから間もなくして、離島から本島へ、当時私の勤務先である県立那覇病院に患児が来院した。2歳の男の子である。私は、頭の形の問題以前に彼の行動に唖然とした。多動★1である。我々、脳外科医が通常目にしない症状なのだ。頭の形は三角頭蓋★2の特徴を持っていた。ひとまず入院させたが、病棟での多動ぶりは看護師たちを仰天させた。動きが止まらず、四六時中動き回っているのである。

私は、この男児がデイルームで騒いでいる様子を示して「これは教科書的な多動だよ」と、かかわり合う皆に伝えた。検査をして、中等度の三角頭蓋として手術することになった。手術後、大きな問題はなく退院。その数日後に母親から電話がかかってきた。

★1　ずっと動き回る。
★2　額が三角形になる。

「先生、多動が収まって保育園に行っています」

三角頭蓋手術の第1例目となる衝撃的な報告であった。私は、手術がこれほどまで効果があるとは信じられず、それはないだろうな、と内心受け流していた。

1973年、アメリカ・シカゴのこども記念病院で研修医として小児神経科を巡回していたときのことである。外来で、指導医から「母親と話をするので、この子を見ていてほしい」と言われ、6歳くらいの男の子の面倒を見ることになった。

これが、衝撃的な多動との出会いであった。とにもかくにも走り回るのだ。私は、まだ若かったが、追いつくことができない。そのうえ、英語も十分に話すことができない時期で「Be a good boy（いい子にしなさい）」を連発するのみであった。さほど長い時間ではなかったと思うが、私は音を上げてしまった。とうとうその子どもを診察室のゴミ箱（アメリカのは背が高い）に突っ込んでしまった。

そして、指導医に「こんな子、日本にはいません」と言い切った。

しかし、私は、このことを忘れることができなかった。

数年後に帰国し、CTが手軽に撮れるようになって、くも膜のう胞[★3]が、どんどん診断さ

★3　くも膜が風船のように膨らみ、脳を圧迫する病態をくも膜のう胞と呼ぶ。脳脊髄は髄液に浮かんでいるように存在するが、くも膜のう胞のなかは髄液に満たされている。生まれつきの病気である。

れて紹介されるようになってきた。すると、その子どもたちのなかに、この多動の症状を持つケースが実に多いのだ。

「日本にはこんな子いない」と言い切ったのに……。

ところが、くも膜のう胞の治療後も、多動の症状の改善はまったく見られなかった。この事実は、強烈な印象として私の心に残った。

数年後、前出の男の子に弟が生まれ、母親から電話があった。

「頭の形がお兄ちゃんと同じなんです」

弟も診ることになった。この時は、レントゲン写真で異常所見がないということで、ひとまず経過観察とした。実際は前頭縫合[★4]の所見を認めていなかった。閉じていたのである。

そして2年後、兄が手術を受けた同じ年齢になった頃、再び母親から電話がかかってきた。兄を凌ぐ多動だという。

診断結果は、やはり中等度の三角頭蓋であった。兄の経験もあって、すんなり手術をすることになった。手術後、弟も多動が落ち着いたという報告を受けた。

のちに、この子どもの面倒を見ていた叔父が退院直後のことを語ってくれた。

★4　額中央部にある縫合線（骨の継ぎ目）。

「退院して帰宅したときは、すでに人が変わったように静かになっていましたよ」

この兄弟は、多動の症状はまったくなくなり、小学校では常に書道コンクールで最優秀賞を受賞するほどに字が上手になっていた（写真）。

２０１４年現在、兄弟そろって大学生になっている。


その後、手術したいくつかの症例も言葉数が増えたり、長文が言えるようになった。また、運動能力がすごく改善したとの報告であった。その頃から、手術がこれまでの症例における症状の改善に貢献しているのでは、とおぼろげながら思うようになった。学会に出

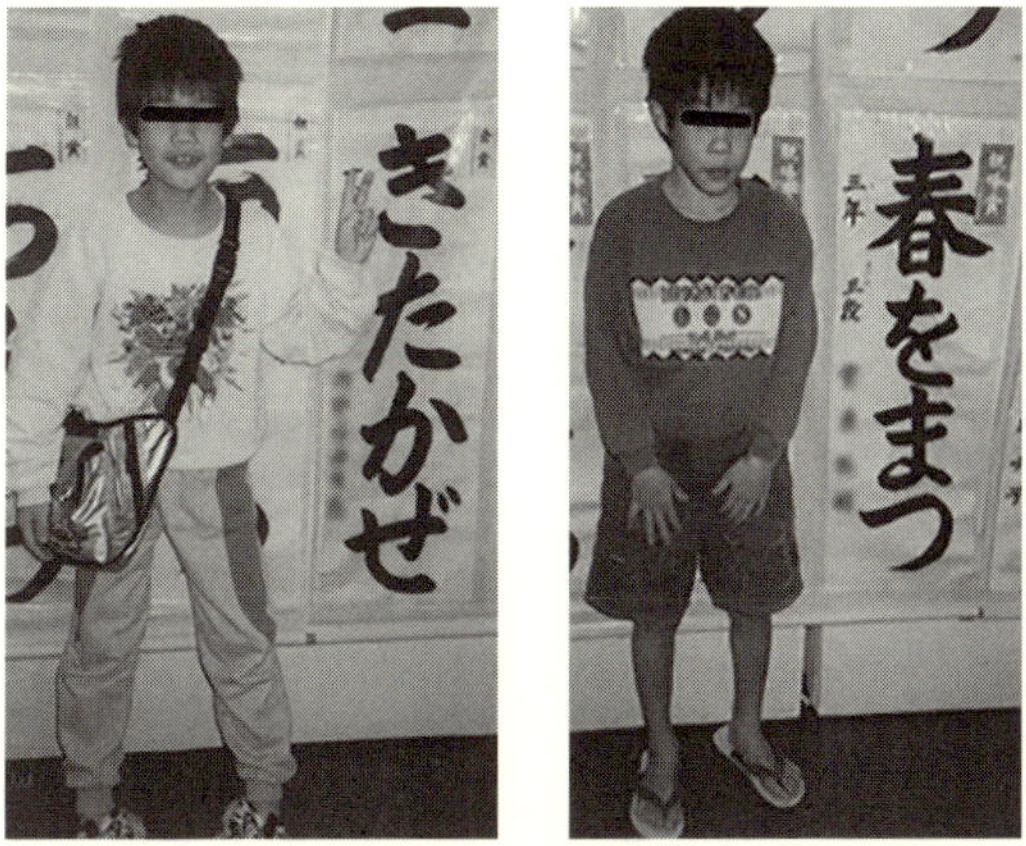

小学校時代、兄弟そろって習字で最優秀賞を受賞

席するたびに友人に問い合わせてみたが、もちろん誰も経験がないとの返答であった。

そうしたなか、1998年2月に私の人生を決定的に変える症例（6例目）となる3歳の女の子が外来受診した。

臨床症状

・言葉は何かを話しているのであろうが、まったく聞き取れない
・目合わせはまったくしない
・歩行は不能。なんとかつかまり立ちができる程度
・頻繁に癇癪を起こし、長時間収まらない
・頭をテーブルなどにゴツンゴツンぶつけるヘッドバンギング（自傷行為）がある
・夜泣きがひどい

こうした症状のため、3D-CT[★5]で軽度三角頭蓋の診断を得た。私は、この症例は前向きに症状を改善させるという強い意思を持って、できる限りの検査を行った。MRIでは前頭葉の狭小化、SPECT（脳血流検査）では主に前頭葉の血流低下を見た。最後に、DQ（発達テスト）を大学の臨床心理の先生にお願いした。すると、2人の大学院生を同行してやって来て、3人がかりでの検査となった。

★5　3D-CT（three-dimensional computed tomography）　立体的CT。

ところが、いかなる課題にも反応しないのである。その結果、DQの点数算出がなく、自閉的であるとのことであった。そこで、ご両親の了解を得て手術をすることになった。

術後の症状

・入院中に歩けるようになった

・術後約1カ月、退院して最初の外来受診のときだった。はっきりした発音で「下地先生」と言いながら診察室に入って来た

私は鳥肌が立つほど感激した。

その後の成長もまた著しかった。

・術後3カ月後に行ったDQで62[★6]という数字が出た

このとき、発達テストを行った先生が飛んで来て言った。

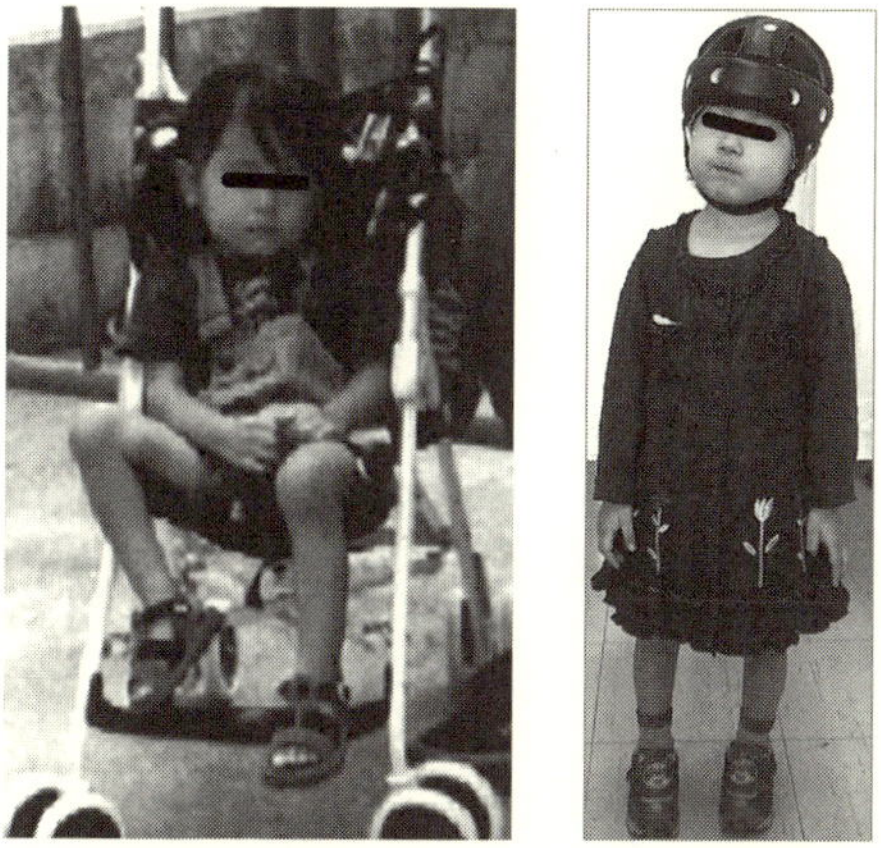

術前は歩行不能、術後3週目くらいから自力歩行開始

★6　幼児の平均DQは100。

「先生何をしたんですか、こんなに短期間でこのような成長をする子を見たことがありません」

私と同様に驚愕していた。

その後もどんどん成長していった。
・術前にあった症状はすべてなくなった
・5歳の時DQは１００となり、ほとんど普通の子になった
・普通幼稚園、普通小学校と進み、２０１４年春に普通高校を卒業している
１９９９年2月、10例目となる子が、爆発的な症例数の増加につながる契機となった。

同僚である医療スタッフの６歳になる娘さんだ。

臨床症状

・単語しか喋れず、発音も悪い
・理解が悪く、軽度知的障害という診断である
術後、この子どもの塾の先生が訪ねて来て私に質問した。

「何という病気ですか。どんな治療をしたのか教えてください」

「どうかしたのですか？」

私は、こう聞き返した。すると、塾の先生は次の2点を挙げた。

術後の症状

・集中力が良くなり、学習に意欲が出て、理解が非常に改善した

・ピアノをアッという間に両手で弾くようになり、2曲も短期間のうちにマスターした

私が簡単に三角頭蓋のことを説明すると「塾の先生方にも話してほしい」と要望された。障害児教育を熱心に取り組んでいる方だったので引き受けることにした。

勉強会には30人くらい集まっただろうか、私は頭蓋骨縫合早期癒合症全般の写真や軽度三角頭蓋の写真などを紹介した。質問の時間になると、1人の先生が言った。

「先生、こんな頭の形の子どもはかなりいると思いますが」

「そんなに多いとは思っていませんが」と、私は答えておいた。

ところが驚くべきことに、その勉強会の後に数十人が次々と来院して受診した。そのほとんどが7歳や8歳の就学年齢で自閉症と診断されていた子どもたちだった。3D-CTを撮ると多くの患児が額中央部にリッジ（骨の盛り上がり）を持っていて、軽度三角頭蓋と診断された。

★7 第2章で詳細を説明。

この子どもたちの数名を手術した。その結果は、一様に良いものであった。多動だった子どもが授業中に座っているとのこと。言葉に関しても改善傾向であった。

これは事件だなと、私は内心思っていた。当時、勤めていた病院の副院長が、発達センターの顧問のような存在であったので、そのセンター長にこの事例を紹介してほしいと申し出た。センター長は「院内報告会があるので、そこで報告するように」と、取り計らってくれた。土曜日の早朝からの会で、30分くらいであったと記憶している。

その後、センター長から「もっと知りたい」との申し出があり、近くのレストランで昼食時間まで付き合うことになった。

「診断は簡単です。額中央のリッジを触れればいいだけです」

これだけ話すと、それからが大変だった。毎週センターの院長から紹介されて患児が2、3人来院するようになった。1999年後半から1年半の期間に約30の手術症例数となった。それ以前からの合計は50例前後である。

その当時は、患児たちに自閉症という病名がついているのは、どうしてだろうと漠然と考える程度であった。

もうひとつ、印象深い症例なので紹介しておきたい。塾からの紹介による患児たちが押し寄せる以前から受診していた姉弟である。姉は2歳9カ月で受診している。

姉（2歳9カ月）の臨床症状

・言葉は3語文程度の獲得はあるが、会話が十分にできない
・歩行が不安定である
・早朝に嘔吐がある

診断は3D－CTで軽度三角頭蓋であった。

弟はというと1歳半で受診しているが、臨床症状は姉よりひどかった。

弟（1歳6カ月）の臨床症状

・言葉の獲得なし、理解が悪い
・「バイバイ」「こんにちは」などを繰り返し教えてもできない
・食事時にテーブルの上の物をすべて落とし、ゆっくり食事ができない
・歩行が不安定である
・ヘッドバンギング（自傷行為）がある　など

弟は、前頭縫合に矢状縫合[8]の癒合が合併していた。母親にこれまでの症例を紹介して「手術も選択肢では」と話した。しかし、「自分が療育をします」と帰宅してしまった。

3カ月後に再受診した折、ちょうど自閉症と診断されていた3人の小学生がCT撮影で検査室へ行っていたので、その母親たちと話をしてみてはとCT室へ向かわせた。しばらくして診察室の前に戻ってきた。青ざめた顔で「先生、手術を考えてみます」と言った。その立ち話の最中に、姉が私に向かってブワーッと嘔吐したのである。教科書的な噴射状嘔吐・小児脳腫瘍の特徴的吐き方である。このことも説明した。後日、ご両親が来院して「手術をお願いします」ということになった。姉は2歳11カ月、弟は1歳8カ月で同月に手術した。

姉の手術後数日

・より発音が良くなり、会話も問題なくできるようになった
・嘔吐もなくなった
・歩行も問題なくなった

小学校3年生の受診時の記録によると、IQは113[9]だった。普通小学校に通っていて、本当におしゃべりで生意気盛りの女の子であった。

★8　第2章で詳細を説明。
★9　小学生の平均IQは100。

弟の術後3カ月

・「バイバイ」「ちょうだい」、さらに体の名称をほとんど言えるようになった

・指示に従えるようになった

母親はこの状態を非常に驚いた。術前3カ月間は、彼女なりに一生懸命に療育したが、まったく何を教えても受け入れてもらえなかったという。

2016年3月、姉は美容専門学校を卒業して仕事に就いている。弟は養護学校を卒業して就職している。

3、ご両親の意見として手術を受けられて、良かったと思いますか？

上の改善された事はすべて手術後3ヶ月以内に出来た事です
手術前に～5/16までバイバイやチョーダイなど何度もおしえたが、出来た事は私が手をふるのをみて[redacted]も手をふるというたった一つだけです。手術後[redacted]の理解度があまりにも良いので家族全員びっくりしています。

手術としてとってもとっても良かったと思います

ありがとうございます
は本当に人間らしくなりましたヨ！

後日、アンケートに答えた母親の直筆

第2章

軽度三角頭蓋《けいどさんかくずがい》とは

三角頭蓋とは、頭蓋骨縫合早期癒合症の代表例のひとつである。

まず、頭蓋骨縫合早期癒合症の全般について説明しよう。

赤ちゃんが誕生する際には、頭の骨の継ぎ目が重なり合っていることをご存知であろうか？　その継ぎ目を指で押さえると、ペコペコしているはずである。これは継ぎ目が存在していることを意味し、正常所見である。

この継ぎ目を頭蓋骨縫合線と呼ぶ。頭蓋骨縫合線の重要な役目は、生後、頭蓋骨の成長する方向を規定することである。原則的に、縫合線に対して垂直の方向に頭蓋骨が伸びていく。

頭蓋骨縫合早期癒合症とは、子どもの頭蓋骨縫合線がお母さんのお腹にいる間に閉じてしまう病態をいう。頭蓋骨縫合早期癒合症には、合併奇形をまったく持たない非症候性と

頭蓋骨縫合早期癒合症の分類

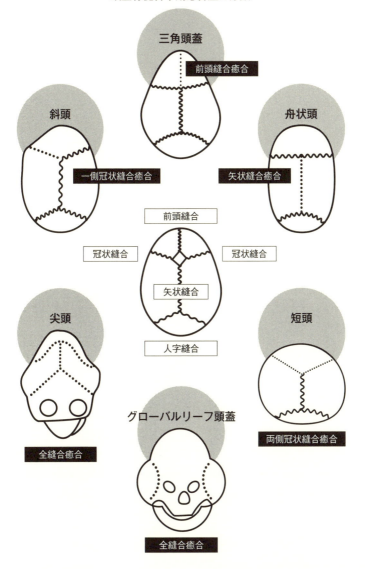

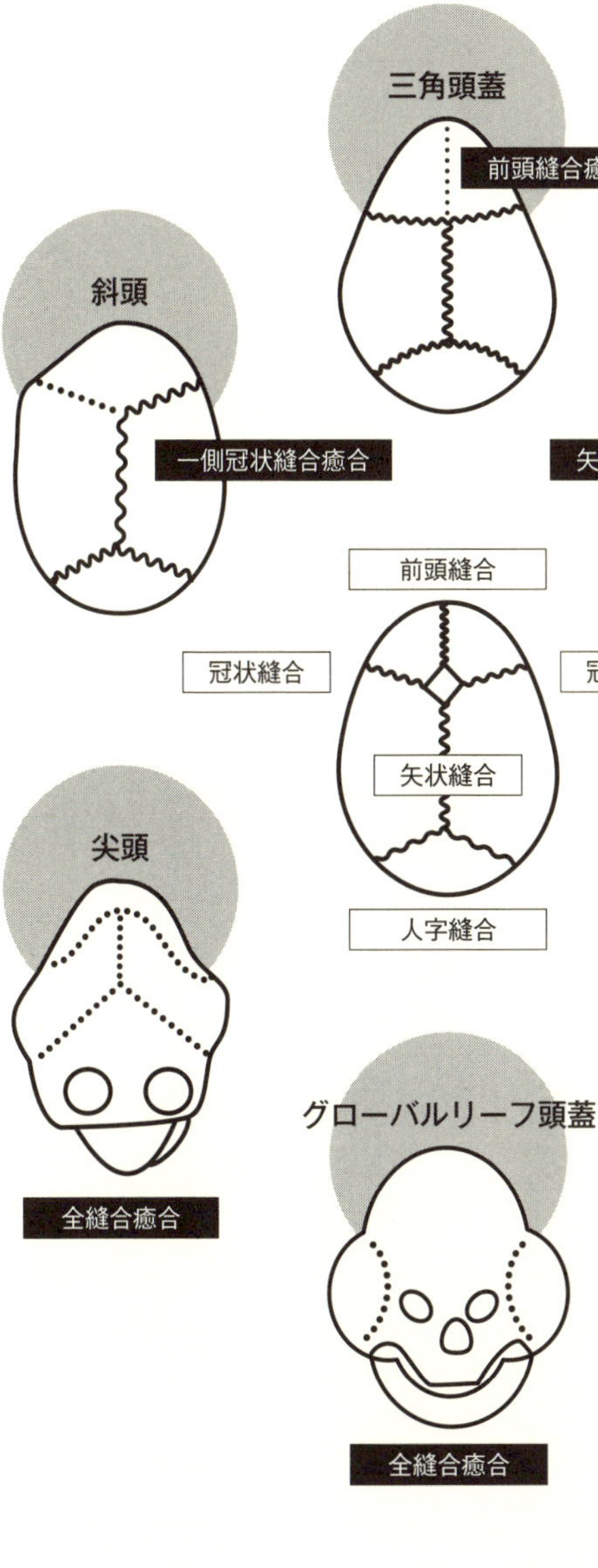

合併奇形を持つ症候性に分類される。非症候性の合併奇形には顔面骨奇形、手指や心臓の奇形、さらには兎唇《としん》★1などが見られる病態である。

ここでは非症候性が主題である。頭蓋骨縫合線は何本かあり、それぞれの縫合線が早期癒合することにより特異な頭部の変形を生じる。

頭蓋骨縫合早期癒合症の分類

頭蓋骨縫合早期癒合症にはニックネーム的な名前がついていて、以下その名前で説明する。

1．短頭　両側冠状縫合の早期癒合で頭部の前後径が極端に短くなる。

1．短頭

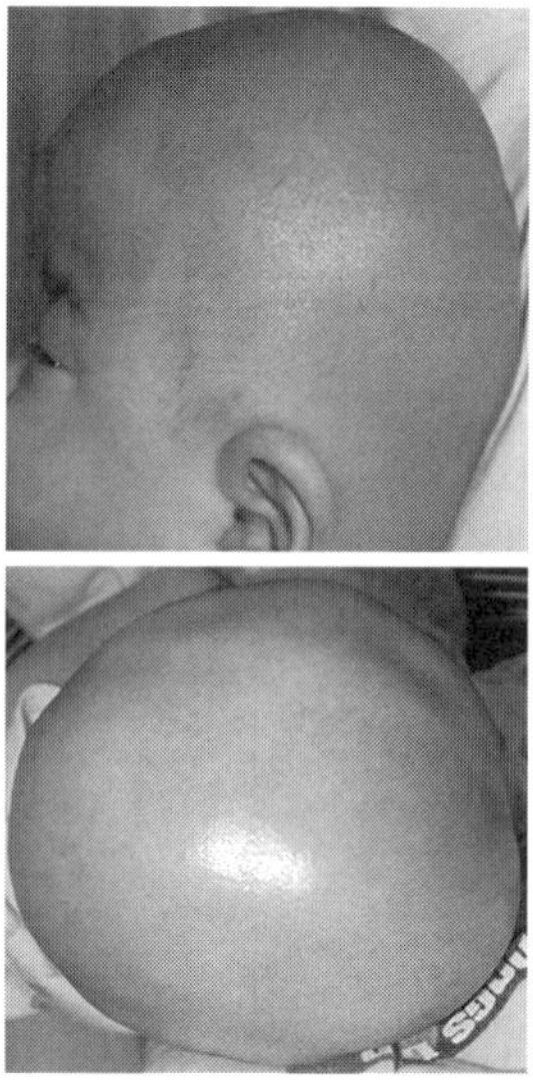

2．舟状頭

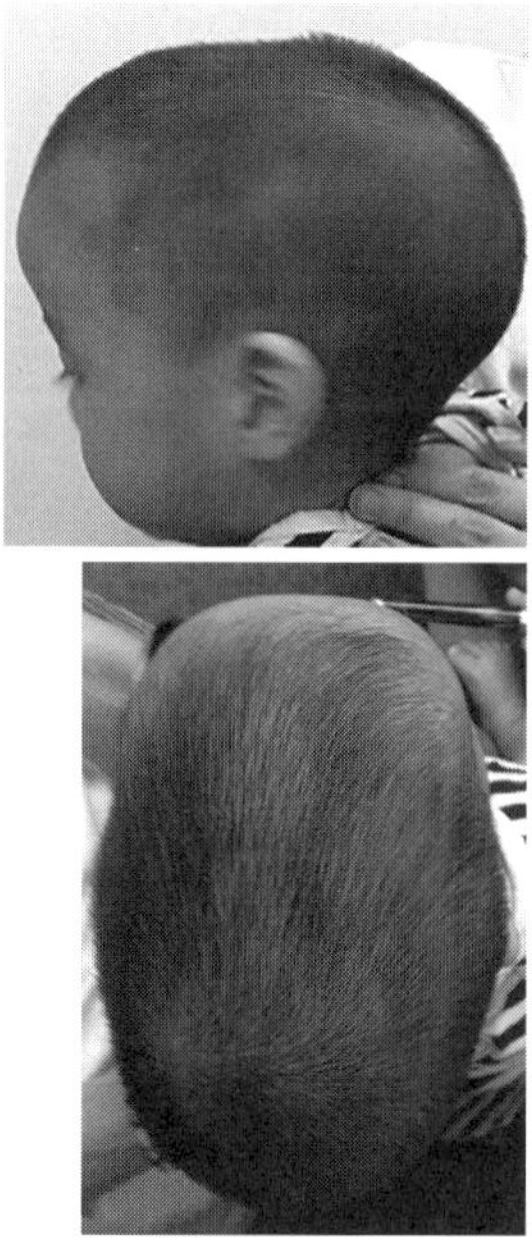

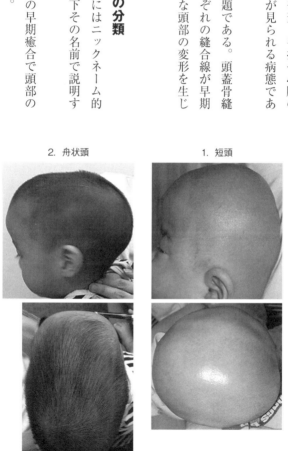

2. 舟状頭　矢状縫合の早期癒合で頭部の前後径が非常に長くなる。

3. 斜頭　一側（片側）の冠状縫合の癒合で患側の額は平坦になり、後方へ引っ張られ、眼窩《がんか》★2も後上方へ変移し、健側の額は逆に突出する。

4. 尖頭　全縫合線の癒合で起きる。頭のてっぺんへ向けて尖がる変形を生じる。

5. クローバーリーフ頭蓋　これも全頭蓋縫合の癒合で起きた重症例である。まるでクローバーの葉のように変形を生じる。

6. 三角頭蓋　正式な名称は、前頭縫合早期癒合症である。典型例の説明からしよう。

前頭縫合とは額中央を縦に大泉門まで走る骨の継ぎ目である。正常の場合は4カ月まで

3. 斜頭

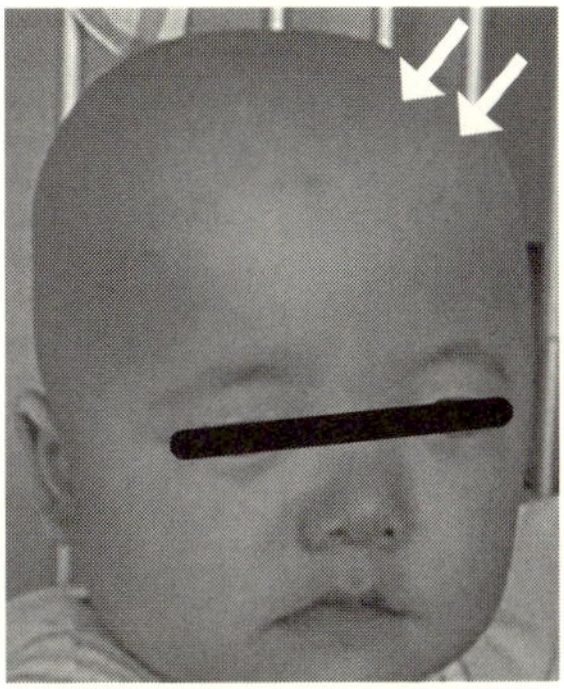

左冠状縫合が閉じた症例

4. 尖頭

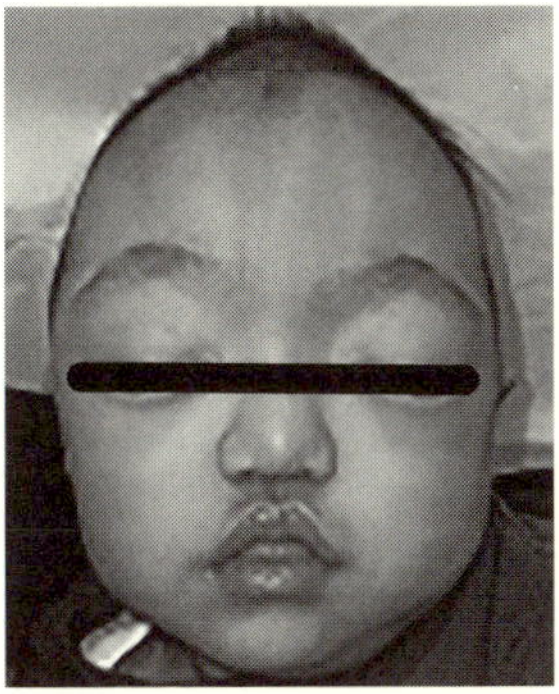

★1　口唇裂の俗称。上くちびるの一部に裂け目ができ、ウサギの口のようになっていること。

★2　眼球のおさまる頭蓋骨のくぼみを指す。

存在し、その後徐々に閉じはじめて、おおよそ4歳では完全に癒合し、存在しなくなる縫合線である。

この前頭縫合が先天的に癒合した場合、額は中央がせり出し、骨の盛り上がりを形成する。これをリッジと呼ぶ。両側の額は平坦で、こめかみ辺りは凹んだ状態となる。頭のてっぺんから見ると、まるで三角の形状となるので三角頭蓋と命名されている。額中央は船の先端部の形状をしているので船首状変形と呼ばれている。整容的に問題があるという点と、将来の脳保護という意味も含めて、生後3カ月前後に頭蓋形成術を行うのが一般的である。

この病態では前頭部の狭小化は一見してわかるが、重要なのは前頭蓋窩★3の異常な狭小化

三角頭蓋の典型例

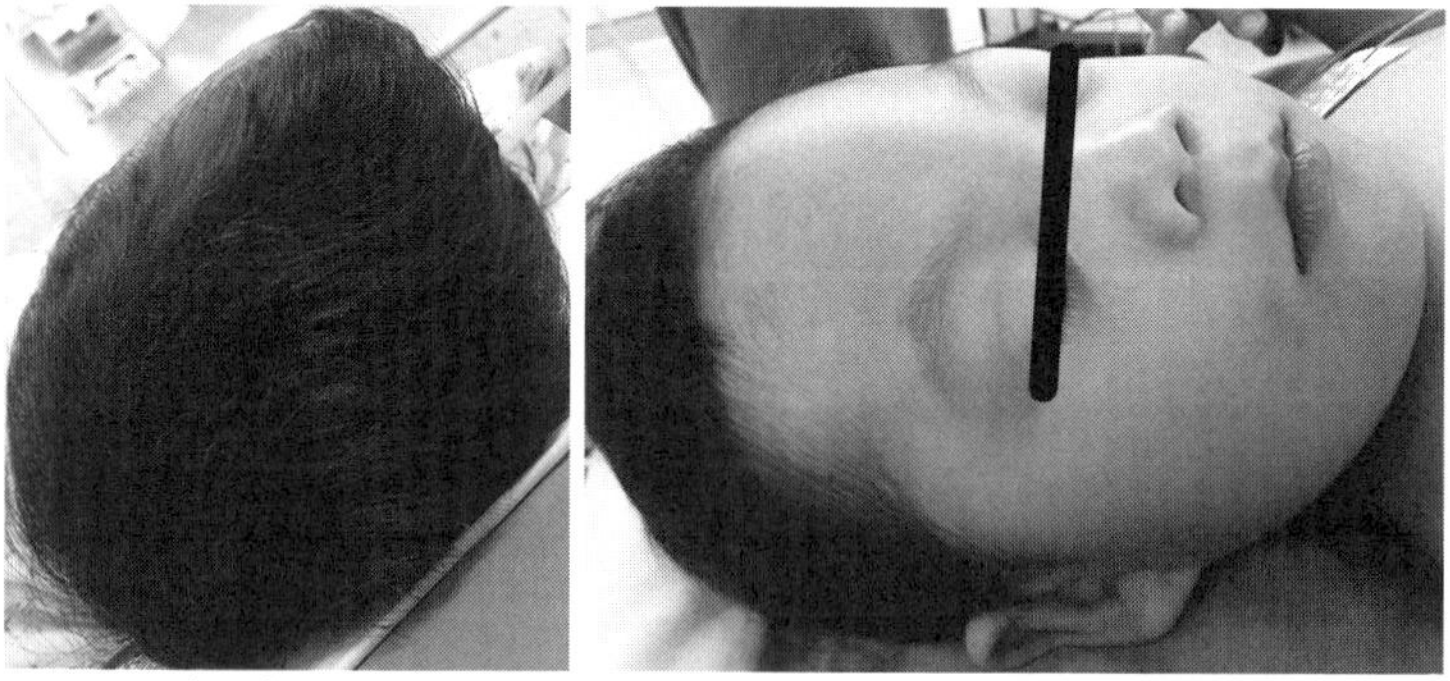

顔写真：てっぺんからみると額が三角形になっているのが明らかである。リッジも肉眼で見えている

★3　大脳の前頭葉をのせるところ。

である。

　この典型例に対して、軽度三角頭蓋というのは、生後すぐには可愛い顔をしているので、まったくわからないのが普通である。額中央部のリッジは低く、見える場合は少ない。見た目に形成的な手術を必要としない例を指す。専門書にも記載はあるが、手術適応はないとされている。

　ただし、１歳半を超えてから、臨床症状を持つ軽度三角頭蓋症例が多数存在する。前頭部の狭小化と多数の指圧痕を見ることで示唆される頭蓋内圧亢進が、頭蓋内環境、つまり脳の環境を悪くして症状の悪化を招いているると考えている。

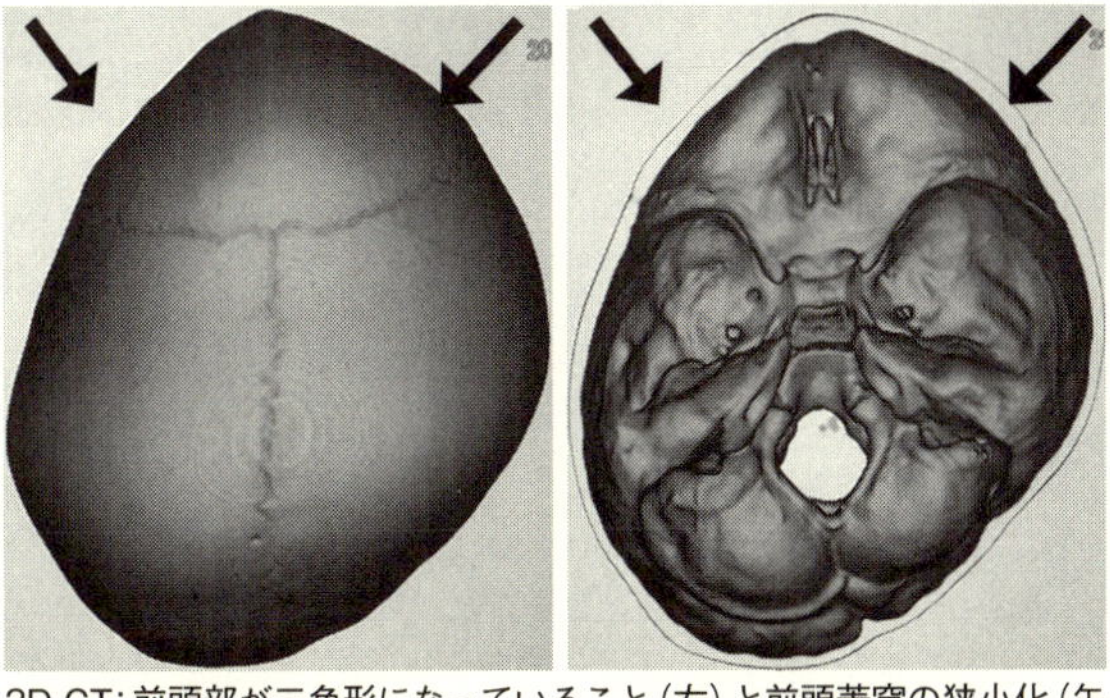

3D-CT：前頭部が三角形になっていること（左）と前頭蓋窩の狭小化（矢印）を示す。

軽度三角頭蓋の例

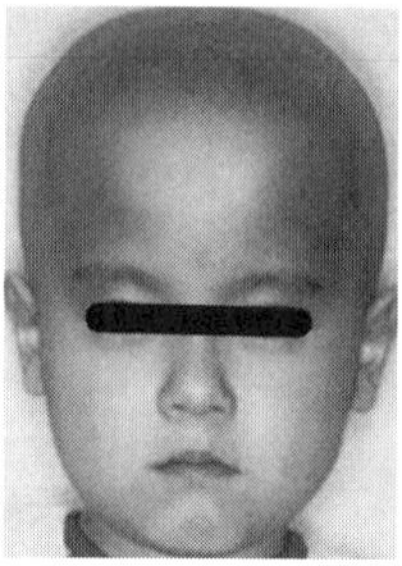

顔写真：整容的に問題ない顔貌

3D-CT 上段：リッジは低いが存在している。前頭部と前頭蓋窩の狭小化（矢印）は明白である

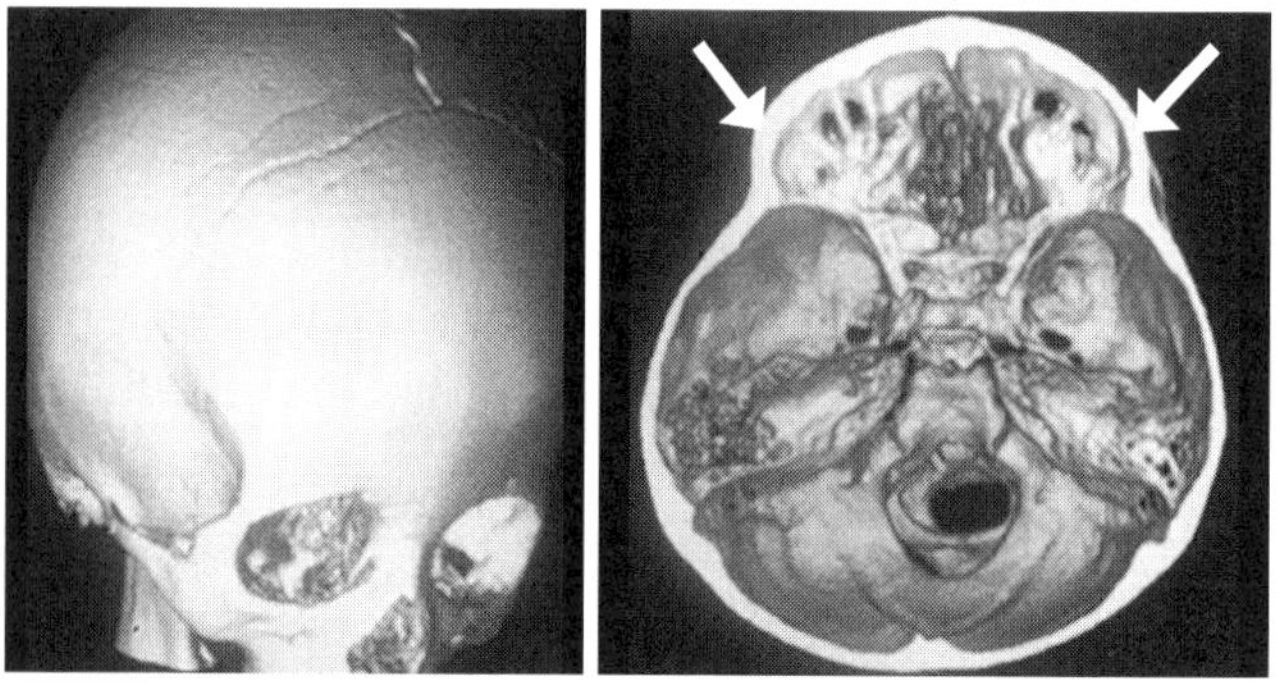

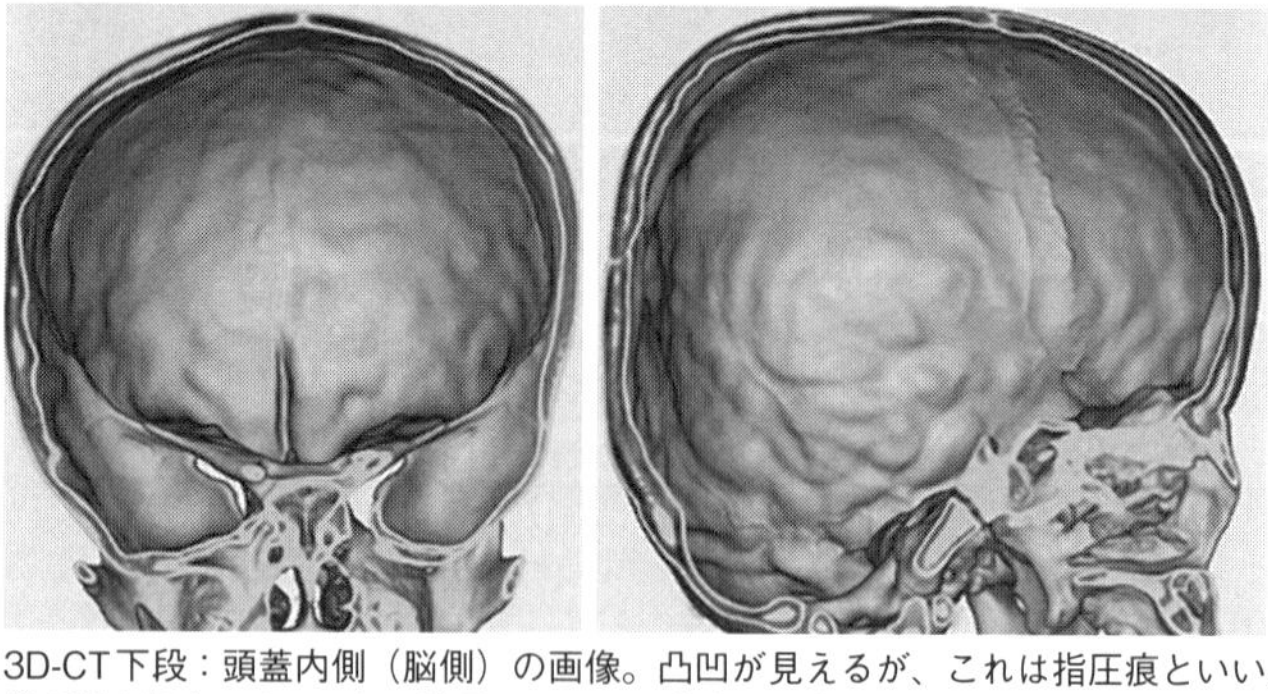

3D-CT 下段：頭蓋内側（脳側）の画像。凸凹が見えるが、これは指圧痕といい、脳が骨を打ちつけてできる結果である。頭蓋内圧が高いときの所見である

頭蓋骨縫合早期癒合症は遅くても1歳までに手術を行うとされている。従って、軽度三角頭蓋の子どもたちが症状を発現する1歳半というのは、小児脳神経外科医には対象外の範囲であったことも放置されてきた大きな理由であろう。

頭蓋骨縫合早期癒合症の治療の目的は、1番目に整容であり、2番目に脳機能障害を予防するということである。軽度三角頭蓋は、整容的な手術の必要がないこと、症状の発現がないとされてきたことがこれまでの常識である。世の中の常として、常識に対して異論を唱えて受け入れられることは、至難の業であることは容易に想像できるであろう。

第3章

根本から考えを変えた症例

三角頭蓋は、典型例、中等度および軽度と分類されている。初期の頃は、臨床症状を持ち、中等度三角頭蓋と診断された症例を手術適応としていた。これから紹介する2例は、軽度の軽度三角頭蓋と分類される症例である。

7歳男児の例

7歳男児、小学校1年生で支援学級在籍である。自発語数語、ものすごいと形容されるほどの多動、目合わせができないなどの症状を持っていた。心理学の専門家に自閉症と診断されていた。塾の先生の紹介で受診。3D-CTやMRIを終了した時点で、形態学的（形）な変化があまりに小さく（32ページ上段画像）、逆にあまりにひどい臨床症状なので、さすがに私も、これは手術をしても改善しないであろうと判断した。その旨をご両親に伝えた。

しかし、その後もご両親は手術をしてほしいと受診したが、同様のことを2度伝えて手術することを断った。計3度断っていた。それでも、今度は塾の先生を連れてきて、熱心にお願いするので、他所の病院にお願いをして手術をすることになった。

もちろん私が執刀医である。術中あまりにも出血量が多く、輸血をした。前頭骨を外すとすぐに、脳が張っていることに気づいた。

手術は無事に終了したが、術後が心配である。16㎞ほど離れた場所にある病院だが、毎日見舞いに行った。患児はというと、ICUでおとなしく寝ている。そして、3日後には個室に移った。そこでも動き回ることなく、順調に経過していった。看護室でも看護師さんたちに可愛がられる毎日で、ご両親もただ驚くばかりであった。

術後の症状

入院中ドミノ倒しを楽しんでいるのだが、その長さがどんどん長くなる。ドミノをやったことのある方はわかると思うが、1m並べるのにはかなりの時間、恐らく30分はかかるのではないか。それを2mから3mほど並べているのである。ご両親にとってはこの男児が、1カ所にこれほどの時間を留まっているのは、見たことのない現象だという。

次に〝爪切り事件〟である。手術前は爪を切ってあげるのは大騒動であったそうである。3人がかりで押さえつけて切っていた。切る側も汗タラタラ、ヒヤヒヤものだったという。それが「爪切ろうね」と言い聞かせると、母親の膝におとなしく座り、騒ぐことなく切らせてくれた。さらには、1本切り終わると次の指を出した。あまりの変わりように、ご両親はこれを〝爪切り事件〟と呼んでいるそうである。

私が驚いたのは言葉である。術前は単語数語しか話せなかったが、術後3カ月で単語を並べて、途切れることなく話しているのである。その後2語文になり、3語文になり短期間に獲得していった。

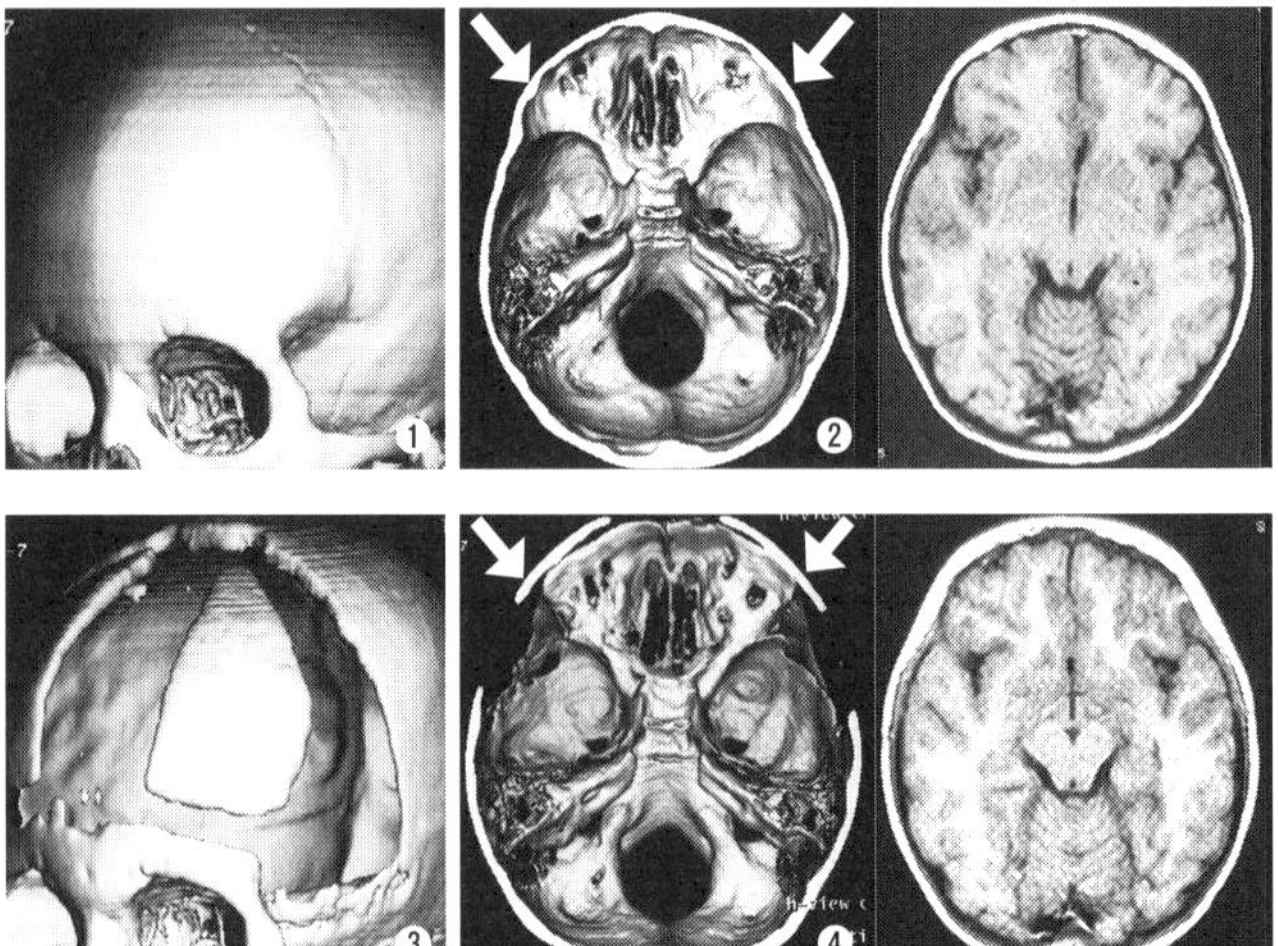

上段：術前の3D-CT①とMRI②。額が広いが、前頭蓋窩（矢印）の狭小化は認められる。MRIで前頭葉の狭小化があまり認められない
下段：術後の3D-CT③とMRI④。大胆に前頭部と側頭部前半が削除されている。こめかみ部の内側の骨が蝶形骨縁とともに削除され、前頭蓋窩（矢印）の拡大が確認できる。MRIでは前頭葉が少し拡大しているのが確認できる

術後数カ月で行われた3D-CTとMRI所見を図に示す。術後の検査で前頭蓋窩の拡大と前頭葉の拡大は少なくとも認められる。これらの所見が症状改善に寄与したのだろう。

後日、沖縄県医師会が募集した『ほのぼの医療体験記』に母親が、この経験を投稿して優秀賞を受賞している。

また、鹿児島のI先生が、『小児の脳神経』(日本小児神経外科学会機関誌)にマイオピニオンとして軽度三角頭蓋の手術の批判をしたときにも、手術を受けた家族の意見として上記の爪切り事件のことを書いてあるので、興味のある方は読んでいただきたい(『小児の脳神経』;Vol. 27 333, 2002)。

彼の手術を3度断っていた私は、恐ろしい

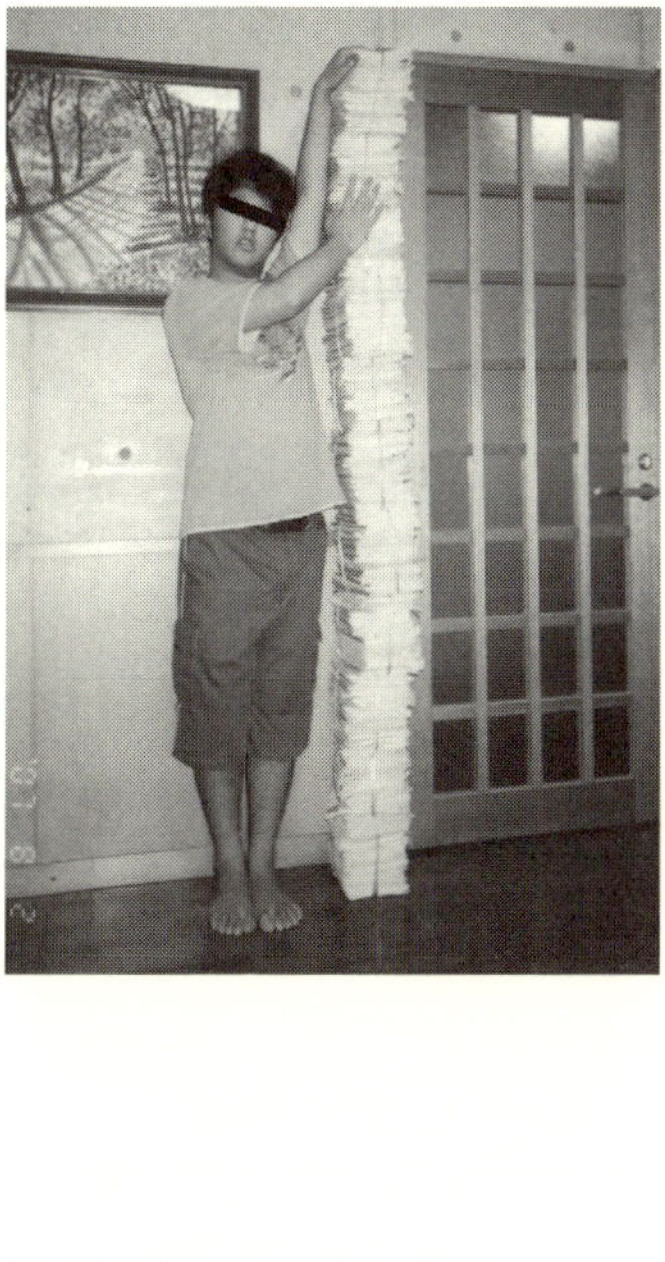

22歳になった彼。両手で支えているのは、これまで塾でやってきた課題を積み上げたものである

畏怖感に襲われた。そのまま断り続けたら、この子どもはどうなっていただろうと。

4歳女児の例

　2例目は4歳の女児。会話が一方通行で多動。犬を叩きつけたり、スーパーマーケットの商品を勝手に取るなど異常行動を起こす。さらに理解も悪い。診断は、軽度の軽度三角頭蓋で指圧痕もなしとの検査結果であった。

　腰椎穿刺★1での圧が5〜8mmHgと低い値であった。この患児も三角頭蓋の程度と腰椎穿刺での圧を基に手術には否定的であった。何度かの面談の後、結局、手術することになった。手術は2003年8月、4歳のときに施行した。

　術中の頭蓋内圧測定では24／16mmHgで

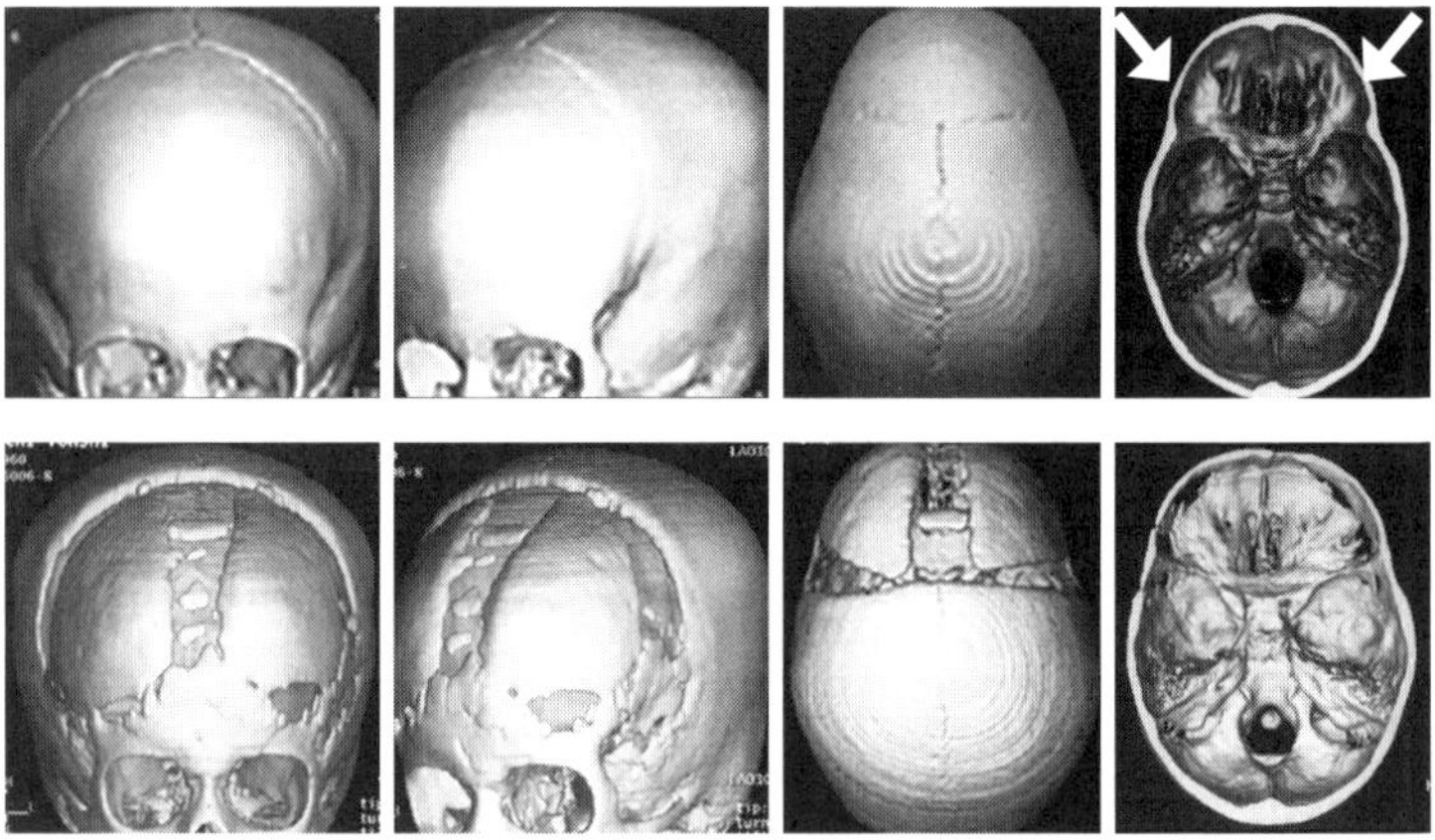

上段：術前3D-CT。リッジはあるものの、額幅が広く、前頭蓋窩（矢印）も当時はそう狭くないと考えていた
下段：術後3D-CT。額と前頭部の拡大、さらに前頭蓋窩の明瞭な拡大が見られた

★1　腰椎くも膜下腔よりスパイナル針で髄液の一部を採取（穿刺）することで、髄液の測定および診断を行う検査。

平均19 mmHg（10mmHg以下を正常と考えている）であった。

術後の症状

術後3カ月（2003年11月）

会話になっている。発音改善。多動が改善し、映画を見ることができた。異常行動の消失。

術後6カ月（2004年2月）

かなり普通児。

10歳（2010年2月）

会話はまったく問題なし。友達もたくさんいる。トランプ遊びも問題なくできる。相変わらず文章問題が苦手である。お母さんの手伝いをしている。普通の子である。下は、母親の感謝の新聞投稿記事である。

伝えたい「ありがとう」

「当たり前の日々」に感謝

娘を診察、手術の医師へ　津波古 千賀子

「信号、アレは信号」「この色はムラサキ」。五歳を前の娘に、わたしはたくさんの事を教える毎日です。

以前は、何度教えても覚えることができなかった娘が、いま自らたくさんの事を吸収してくれています。

言語遅滞や多動の症状があり、自分の要求をうまく伝えられないと、パニックを起こして泣き叫ぶ。またどこかに出かけると、あっという間にはしりだしていなくなる始末。

育児において悩み、葛藤する日々を過ごしていました。

そんな時、通院先の医師から「三角頭蓋」について教えていただき、早速、紹介状を持って県立那覇病院の脳外科を受診しました。

検査の結果、やはり三角頭蓋であると診断され、さる八月に無事手術を終えました。

娘は、術後、麻酔の覚めた直後から、驚くほどの変化をみせました。

二カ月半たつと、数や色を覚え、対話のキャッチボールもスムーズにできるようになりました。まるで魔法にかけられているような気分です。

言語だけでなく、多動や術前に困った問題行動も少しずつ変わり始めています。

娘の原因の種に気づき、三角頭蓋について教えてくださった小児発達センター前院長の落合 先生には、術後にお礼をと思っていたのですが、退職された後で、きちんとお礼もできませんでした。紙面を借りて「ありがとうございました」。

そして、原因の種を取り除いてくださった県立那覇病院の下地先生、豊見山先生、本当に感謝の気持ちでいっぱいです。

自分の感情を言葉で伝え、暗いところを怖いという。そして、遊びのルールを理解し、お友達とかかわれる。そんな当たり前のことが、我が家にとっては、毎日うれしい発見です。

（具志川市　30歳）

2004.1.16　琉球新報

これら2症例は、検査結果から軽度の軽度三角頭蓋で、それまでは、手術適応はないのではと考えられていた。しかし、ここまで改善したら、今までの考えは間違えていたのではと思わざるを得ないのではないか。これまでの常識が通用しない病態であることを痛感させられた。

第4章

学会への挑戦

初めて学会で発表する

初めての学会発表は1998年、高知市で行われた日本神経放射線学会だった。シカゴの恩師であるレモンディ教授が来日するというので、何か演題を持っていかねばならないという思いで、まだ数例しかなかった軽度三角頭蓋を出すことにした。

ポスターセッションでの発表だった。聴衆は10名前後であったが、皆、受診した子どもたちの症状と三角頭蓋を関連づけた内容は初めて聞いたことであろう。発表後の質問は、まったくなかった。ほとんど無視された格好で終了。懇親会で、親しい小児脳神経外科医に尋ねてみたが誰もこんな経験はないと素っ気なかった。

2回目の学会発表は1999年5月、北九州市の日本小児神経外科学会である。発表の前夜、ワインを飲みながらの懇親会で、フランスから招待された脳外科医のレニエール教授と話をすることができた。私が、明日発表する軽度三角頭蓋についてどう思うかと質問したのに対し、肩をすぼめて答えなかった。

「明日、私の発表を聴いてコメントをください」とお願いした。彼は、ヨーロッパ、いや世界で最先端を走る頭蓋顔面形成の施設の脳外科医である。

翌日の午前、私はこれまでの症例の結果を紹介した。術後にかなり言葉が改善すること、多動の収まり方が印象的であることを話した。会場の雰囲気は好意的に受け止めていたと感じた。

その日の午後は、レニエール教授が講演をした。主題は別の病気の話だったが、会場から私の演題をどう思うかという質問が出た。しかし、レニエール教授からは、積極的に支持するコメントは出なかった。彼の施設からは、軽度三角頭蓋の手術適応はないという論文も出されていたし、もちろん手術の経験もなかった。その後、彼とは何度か対峙することになる。

3回目は2000年10月、福岡の日本脳神経外科学会総会である。演題を始めようとするときに、座長が「熱い沖縄病の演題です」というような紹介をされた。さすがの私もムッときたのを今でも忘れることができない。発表を終えたあとは、問題になるような質問もなく終了した。

この年の6月頃から鹿児島県のI先生から痛烈な批判が来るようになっていた。そのため、いろいろ調べていった結果、この課題は世界へ持っていかなくては、と強く思うようになっていった。

余談だが、2000年は福岡ソフトバンクホークスが優勝した年。学会総会の会場は2年前に決まるのだが、当時はまさかホークスが優勝するとは夢にも思わなかったのだろう。学会は福岡ドームの隣にあるヒルトン福岡シーホークで行われているので、日本シリーズは他球場となってしまったという珍事があった。お陰でドームを見学できた。

また、シカゴでともに働いたマクローン教授が招かれており、20年前の苦労話に花が咲いた。「Horizon（地平線、水平線）」という単語の意味を彼に問うたところ、長々とていねいに哲学的な解説をしてもらったことを思い出した。彼は、電子顕微鏡に造詣が深く、博士号はそれを駆使した論文で授与されている。私も彼の研究室での仕事で学位をいただいた。

日本での学会では、その後、何度もシンポジウムで発表したが、なかなか受け入れてもらえない。恐らく、多動や自閉といった症状が軽度の変形しかない三角頭蓋と関係があるということが理解できないのであろう。脳外科医が理解しやすいように頭蓋内圧測定結果なども報告しているのだが、それでも飛びついてこない。悶々とする日々が長期間続くこととなる。

いざ、国際学会へ

国際小児脳神経外科学会は、これまで何度も順天堂大学の佐藤潔助教授（当時）とともに演題を提出してきた馴染みの学会だ。設立者のレモンディ教授は、私たちがシカゴで訓練を受けたときの恩師である。

この学会へ13年ぶりに出席した。久方ぶりの外国旅行、そのドタバタぶりは、今でも夫婦の語り草である。

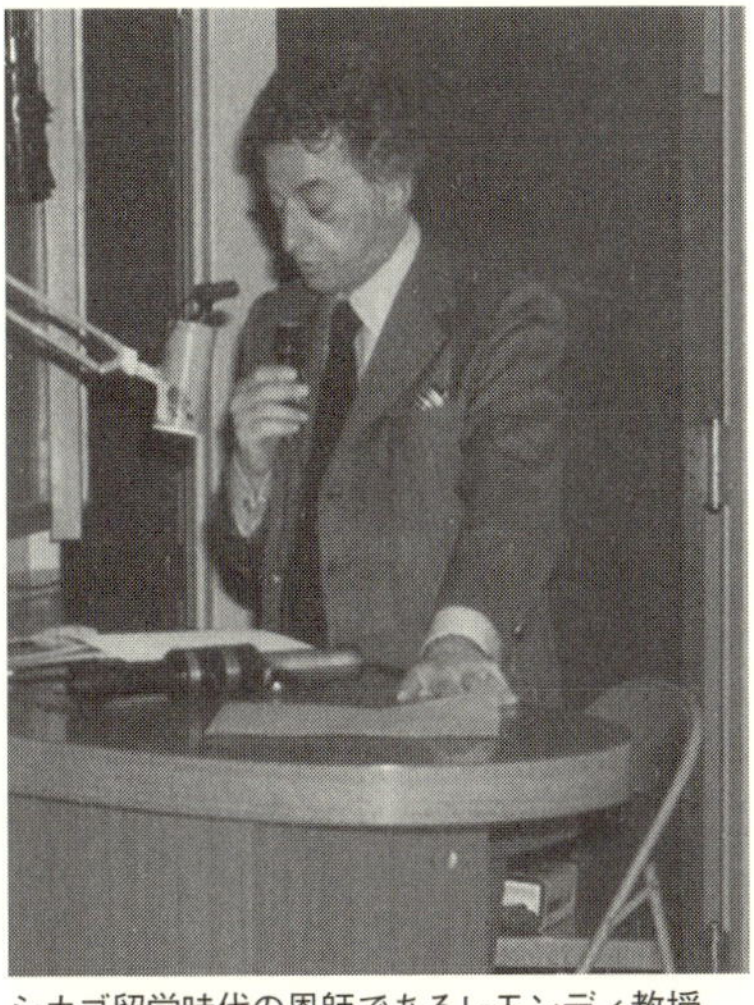

シカゴ留学時代の恩師であるレモンディ教授

成田からフランスのシャルル・ド・ゴール国際空港へは、日本航空で予定通りの時刻に到着した。ガラス張りの近代的な空港で、さすがフランスと感嘆していた。次はここからフランス航空でヘルシンキへの移動である。しかし、そのカウンターへ行くとストライキ中だった。しかも、数時間遅れるというので、きれいな空港を散策して時間を費やした。数時間も遅れて、やっとヘルシンキに着くと、デンマーク北部のオールボー行きはすでに飛び立ったあとだった。

翌日の便で行くしかなかった。カウンターでどうしたらいいかと交渉中に、順天堂大学の後輩が現れ「先生、大丈夫ですか」と声をかけてくれた。実は内心、心細かったが「大丈夫」と強がった。

結局、フランス航空よりホテルが提供されることになり、チケットを受け取りにホテルへ向かおうと歩き始めた。そのとき、カウンターにカメラを置き忘れたことに気がついた。すぐに戻ったが、当然のごとくに消えていた。カウンター嬢に問い合わせたが、知らないとつれない返事であった。

翌日の朝食は非常に印象深かった。各種チーズ、野菜や果物が山積みになっていて短い時間のなかで朝食を楽しんだ。

そして、1日遅れで学会会場へ着いた。会場では、シカゴ時代の懐かしい顔ぶれに熱いものが去来した。昼休みには、当時の友人と一緒になり旧交を温めた。昔の友のよしみで「明日の発表で難しい質問は御法度だよ」と頼み込んだ。

次の日、いよいよ13年ぶりの発表である。出だしはさすがに震えたが、全体として滞りなく終わったと思った。

議長が「質問を」と投げたとたんにニューヨークの先生が立ち上がり、長々と話し始めた。質問内容がよく理解できない。だが、何か答えないわけにいかない。どうも、私は、とんちんかんな答えをしたようで、話の途中で打ち切られてしまった。

ところが、学会が終わると、場外で彼が寄ってきて「おもしろい演題だった」と言った。質問は「米国では約10%の子どもが多動と言われているが、どう思うか」という免疫学的なことであった。私は、疫学的な知識などないので知らない一点張りで通した。すると、年末に米国の小児脳神経外科学会があるので、ニューヨークに来てくれないかとのこと。私は「もちろん行きます」と即答した。

学会が終了した日、ガラ・パーティという特別なエンターテインメントを伴うパーティに参加した。すると、そこにはアルゼンチンから来たシジマン先生がいるではないか。私を確認するなり、駆け寄ってきてハグして涙を流した。この出来事は、1978年のシカゴ時代にさかのぼって話をしなければならない。

　そもそもシジマン先生も、私同様にレモンディ教授に憧れてはるばるアルゼンチンからやってきた人物である。彼は、小児を扱うのは慣れていないらしく、毎日、点滴や採血でてこずっていた。はたから見ていて手伝わざるを得ない状況だった。私は、なにくわぬ顔で彼の分までササッと済ませ、早めに仕事を終了させたものである。さらに、私と同じように英語で苦労をしていて、指導医たちや看護師との意思疎通が十分ではなかった。それも影ながら助けてあげた。私がシカゴでの研

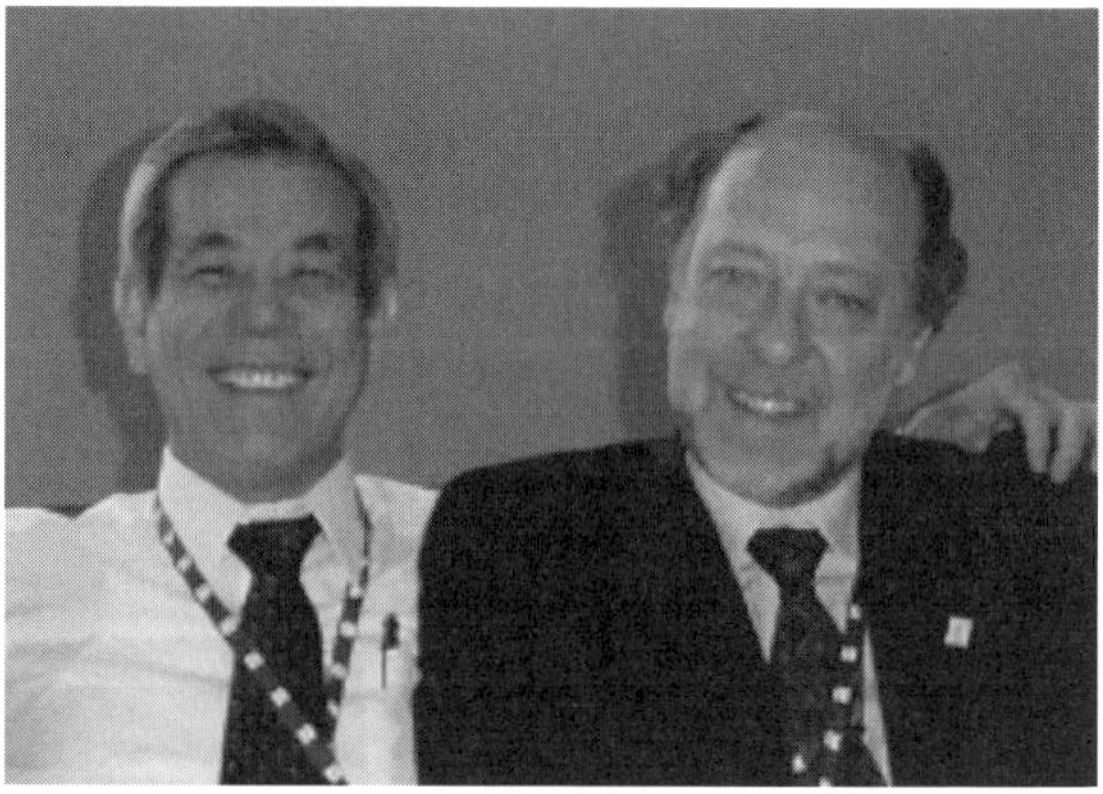

シジマン先生と私

修を終えて日本へ帰るとき、私のブーツとコートを受け取ってもらった。彼は、経済的にも窮していたようで、非常に喜んでくれた。その彼との二十数年ぶりの再会だった。今や彼は、国際小児脳神経外科学会の役員になっている。

こうして2001年の国際学会再デビューは、古き友人たちとの再会を果たしたのが一番の収穫であった。

その後、ニューヨークへの誘いの話は順調に進み、9月初旬には、11月後半に行われる学会での演題が採用された。しかし、9月11日。全世界にあの悪夢のニュースが流れた。全世界が揺れたと言っても過言ではない。以後、アメリカはセキュリティが厳しくなった。旅行者も激減した。ましてや学会の会場がそのニューヨークである。それでも私は勇気を出して出発することにした。

当時、息子がワシントンのNIH[★1]に留学していたので、そこに立ち寄ることにした。彼を直接指導していたソコロフ教授（脳代謝の世界的な研究者）の計らいで、研究者たちを対象に軽度三角頭蓋の講演をすることになった。臨床症状や脳血流などの所見を述べた。質疑応答では、さまざまな質問を受けたが、ほぼ対応することができた。なかには、自閉

★1 National Institute of Health 国立健康研究所、米国立のトップクラスの研究機関。

症の研究をしている先生もいたが、これといった突っ込んだ質問はなかった。この講演は、医師としての研究生活のなかでもっとも誇りに思える瞬間であった。報酬は200ドル!!

ワシントン見学を1日かけて行い、ケネディ元大統領の墓前にも追悼した。翌日は、いよいよニューヨークである。アメリカ脳神経外科学会の小児部門の学会だが、出席者は100人ほどしかいなかったのには驚いた。日本では数百名の出席が普通である。シカゴ時代の友人も数人参加していた。

発表は動画も使用して、軽度三角頭蓋が手術の対象になることを強調した。あまり突っ込んだ質問はなかった。友人のひとりから「おもしろかったよ」と声をかけられた。また、コーヒーブレイクには、ある先生が「そういう三角頭蓋の患者を自分も持っているが、手術まではできなかった」と言った。私は「ぜひ、手術してください」と強く勧めた。

学会終了後は、テロで破壊されたツインタワー跡地、グラウンドゼロに行って心から手を合わせた。マンハッタンの夕暮れを眺め、シカゴへと飛び立った。そして、懐かしい大学病院を訪ね、ダウンタウンで有名なピザを食べて帰国した。

その後、たびたび国際小児脳神経外科学会で、三角頭蓋を演題に発表してきた。2002年、京都で開催されたときにバンクーバーのスタインブック教授から「こんな軽度の三角頭蓋に手術の適応はない」と強烈に批判された。

２００７年、イギリス・リバプールでの学会でも「軽度三角頭蓋でもさまざまな症状が現れる」と主張して、フランスのレニエール先生と議論になった。彼は「三角頭蓋の重症度と症状の重症度は比例する」と主張していた。

「それは違う、軽度三角頭蓋でも我々の症例のように重い臨床症状をきたすのもある」と、私がすごい勢いで反論したので、これ以上の反応はなかった。

２０１２年に、アメリカの心理学者グループが臨床の重症度と三角頭蓋の重症度には相関性はないとの論文を出した。これを見て溜

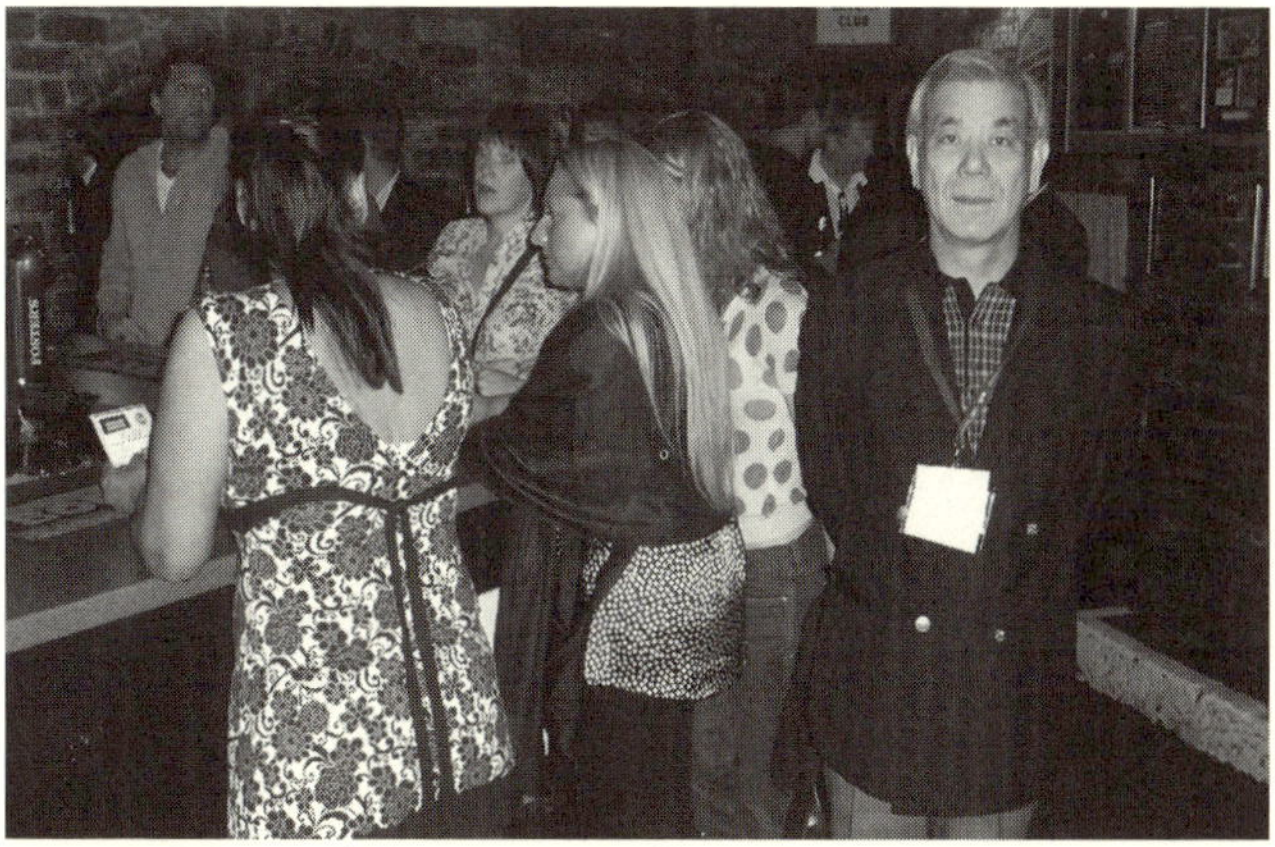

ビートルズ発祥のパブ「キャバーンクラブ」で

飲を下げたものである。

夜はビートルズ発祥のパブでビールを飲んで楽しんだ。


2005年のバンクーバーでは、私が演題発表を終えるや否や、先ほどのスタインブック教授が再び噛みついてきた。フロアと壇上からの意見の応酬であった。最後に「他の日本の小児脳神経外科医はこの手術をしているのか?」ときた。国立成育医療研究センターの師田先生が、助け舟を出してくれた。

「自分たちのところでも検討中です」

これで、発表はひとまず終わった。壇上から降りて席に着くや否や、後ろに座っていたドイツからの先生が「あなたの方が正しい」

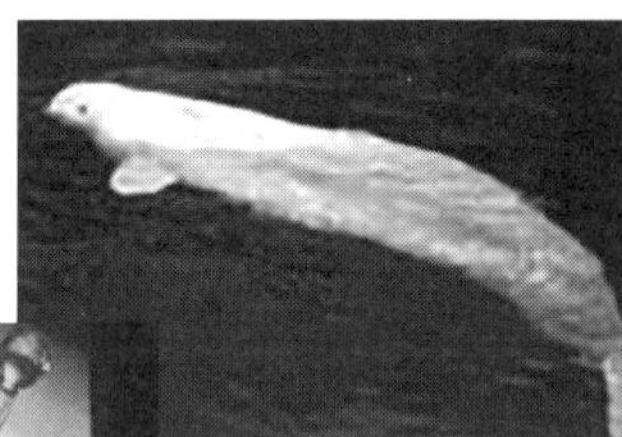
白いクジラ

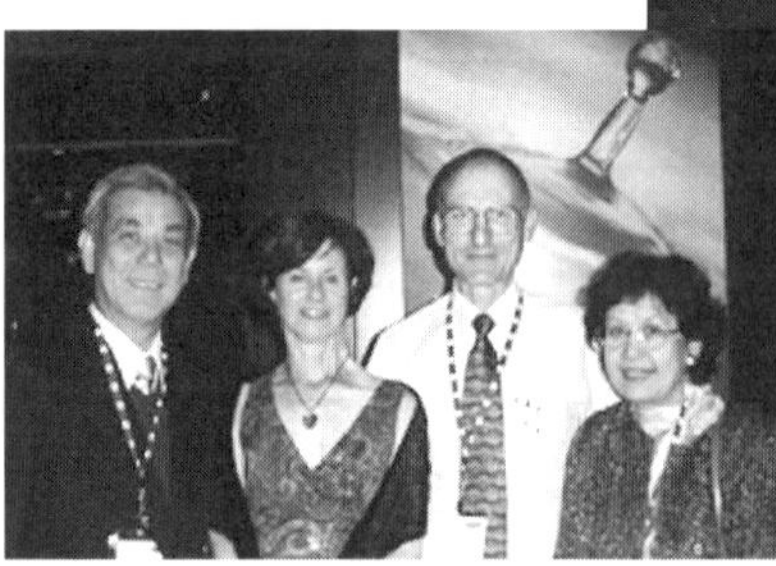
スタインブック教授夫妻とガラ・パーティの後で

と慰めてくれた。

　ガラ・パーティが水族館で開催されたが、そこの売りという白いクジラを見ても何の感動も湧かなかった。それでも帰り際にスタインブック教授夫妻が寄ってきて写真に収まり、その後、親しくなった。


　2010年に済州島で開催されたときは、動画を組み込んで紹介した。韓国の先生方には好評で、壇上から降りてくると握手攻めにあった。

　2015年はトルコ・イズミールで開催された。そのときは、イスラエルの先生がやはり「そんなのは、あり得ない」と疑問視した。だが、私は「とにかく患者さんの頭を触って

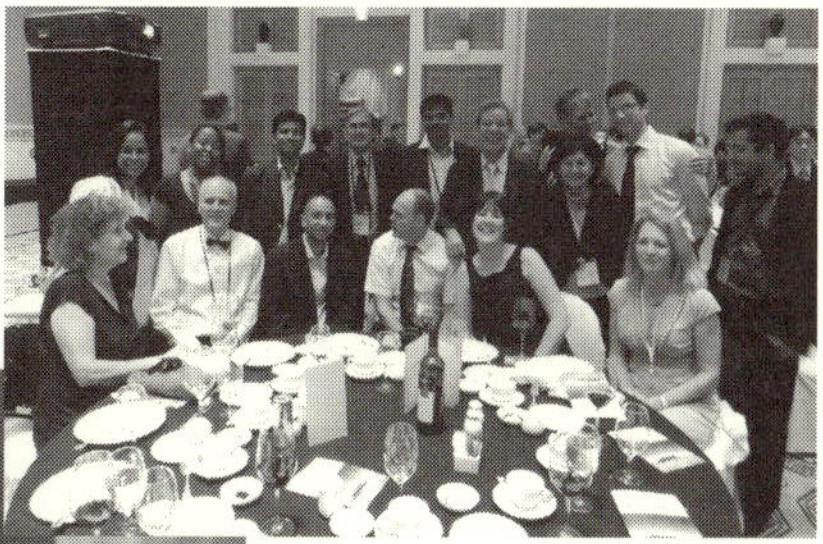

済州島でインドとイギリスの先生方と仲良くガラ・パーティで

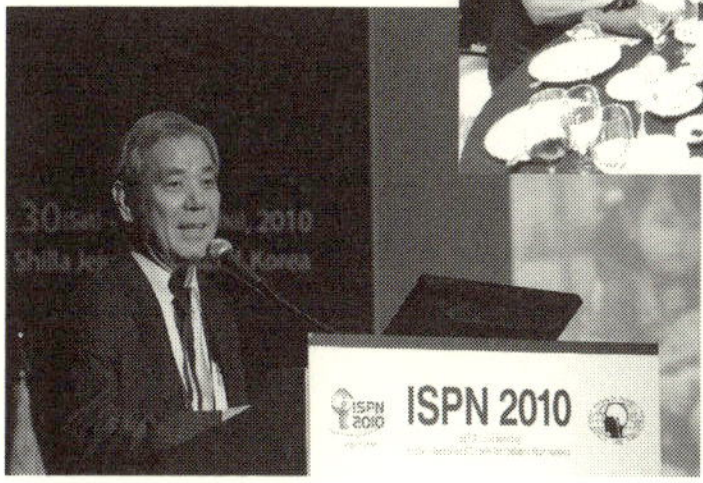

2010年済州島の国際小児脳神経外科学会議で発表

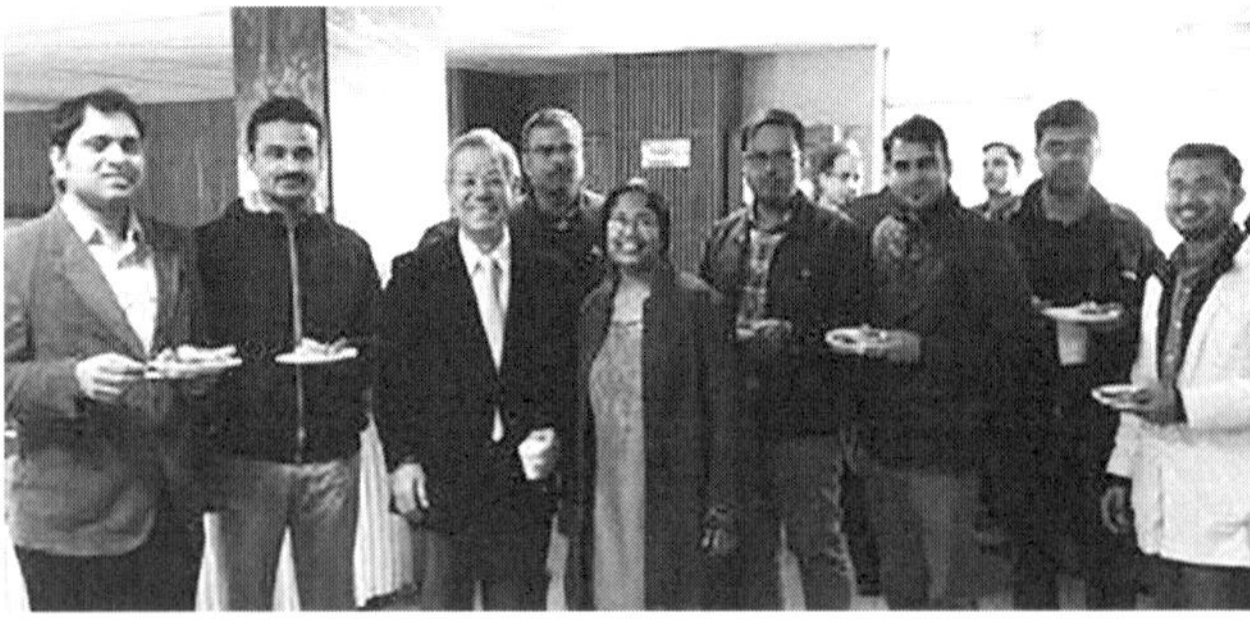

2017年インドの若い先生方と

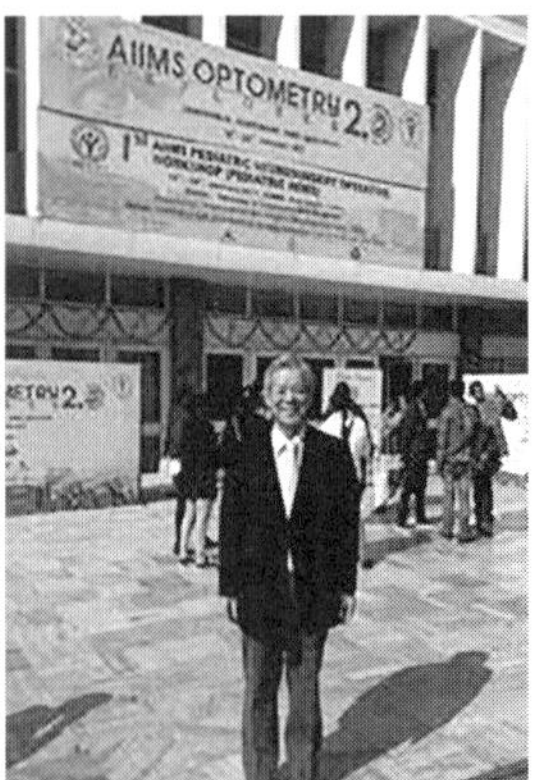

セミナー会場の前で

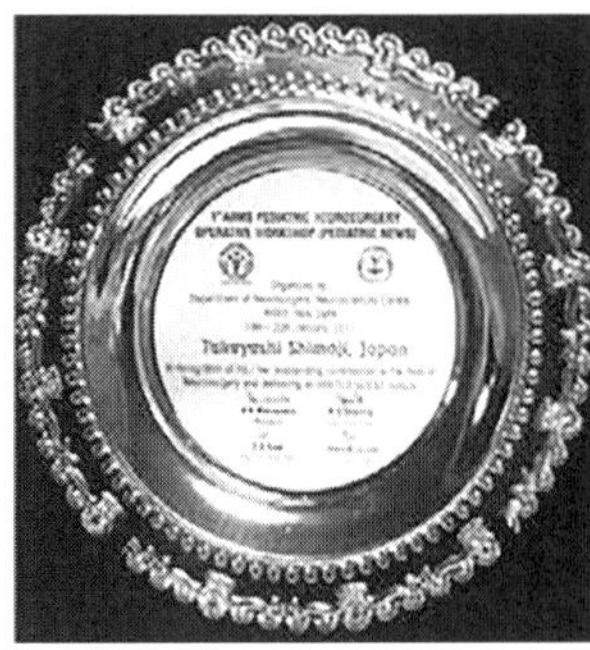

講演のお礼にいただいた盾

ください」と懇願した。

２０１６年の神戸で開催されたときは、スタインブック教授はやさしく「もう少しコントロール研究[★2]が必要だね」とアドバイスしてくれるまでになった。

２０１７年1月には、インドから招待状が届き、軽度三角頭蓋の話をした。講演が約40分、ディスカッションが約20分と熱い時間を過ごした。ブラジルからの先生もいて、共感したようであった。

こうして国際学会で頑張ってきたが、２０１９年時点、世界で認識はされてきたものの草の根的な紹介例（後述したインド）の１例しかない。実に残念である。

★2　非手術例との比較研究

第5章

痛烈な批判

発達の療育をする先生の紹介で症例数は、うなぎ登りに増えていった。2000年春だったか、50例目を迎えた頃だと思う。自閉症を外科的に治療するというのは「ヘルシンキ宣言に違反する行為であり、直ちに止めなさい」というような手紙が鹿児島のI先生から届いた。「人体実験は許されない。続けるなら複数の訴訟が起こされるであろう」とも書いてある。

私にとっては脅迫状としか思えなかった。ひたすら驚くばかりであった。

自閉症の治療？　ヘルシンキ宣言違反？　人体実験？　訴訟？　臨床研究？　寝耳に水といった感じで、しばらく放っておいたと記憶している。

すると今度は、私の勤めていた県立那覇病院の院長にも手紙が舞い込むようになり、無視できる状態ではなくなった。院長と相談して、手術を一時中止し、早急に院内倫理委員会を開くことになった。

院内倫理委員会の構成は、院長、副院長、医療部長、内科と外科部長、医局長及び看護部長、さらに外部の有識者委員2人が含まれていて、そのうちの1人は弁護士さんである。委員会では、これまで行ってきたこと、患児たちの持っている臨床症状、手術手技および一応の成績を紹介した。

この手術手技は1970年代から行われている方法で、骨だけを対象にしている。この点を強調した。最後に、激しい多動の子どもが、改善したビデオを紹介して終了した。条件付き手術を承認する。それが倫理委員会の出した結論だった。

翌朝、地元紙の沖縄タイムスは、倫理委員会が開かれたことを大きく報じていた。同時に、しきりに批判を繰り返すI先生のコメントも掲載されていた。

当時、臨床研究として彼の要求をすべて満足させるものではなかったであろう。しかし、受診してきた患児は、自閉症や多動症と診断されていたのは事実である。私が手がけた軽度三角頭蓋は、形態学的にあまりにも軽度の脳の変形をきたしていただけだったので、確かに経験したことのない先生方にはその頭蓋の形態を改善させるだけで、患児たちの持っている悲愴な症状が改善するとは思いもよらないことであろう。

しかし、事実は小説よりも奇なり。想像できないほどひどい多動が収まり、自閉的傾向が改善する。こうした例が次々と出てきたのである。この事実を世に出して、多くの医師が検証し、患児たちに予測もできないくらいの福音をもたらすべきではないのか。それが少なくとも臨床医の勤めではないだろうか。それゆえ、I先生の批判は正直わかりかねた。

ともあれ、倫理委員会の出した条件でもっとも重要なのは文書によるインフォームド・コンセント（説明と同意）である。現在でも手術を考えている患児家族には外来のときから説明をし、手術前日にも念入りな説明を行っている。

今日、エビデンス・ベイスト・メディスン（証拠に基づいた医療）がようやく言われるようになってきた。その当時、私は、共同臨床研究が重要であることは十分に認識していたが、まだ経験の域を出ておらず、共同研究など組める状態ではなかった。

私は、患児たちの手術をするたびに、頭蓋内圧が高いと感じていた。手術の30例目だったと思う。どのように麻酔中の頭蓋内圧を計測したらいいだろうかと検討を始め、50例目から計測を始めることになった。

この騒ぎになっていた頃は、20例近くが計測されていて、そのほとんどの例で頭蓋内圧が高いことが示されており、メカニズムの一面を捉え出していた。

その後、日本児童青年精神医学会倫理検討委員会や自閉症協会からも質問状が院長あてに届いた。以下が院長の答えである。

日本児童青年精神医学会倫理検討委員会殿

貴委員会からの質問状の内容は過去にＩ氏と当脳神経外科医の下地武義とのやりとりの内容そのものであり、貴委員会を通してのＩ氏の質問と思われます。

この治療が真に倫理に反し、患者に害を与えているのでしたら、当院倫理委員会も治療の中止を求めます。

貴委員会にお願いしたいのは、現実に患者に害が加えられているか、この治療が効果のないものなのか、倫理に反した方法で手術の同意を得ているのか現場で確認していただきたいものです。

第一線の病院の限られたスタッフで、Ｉ氏の求める疫学的検討、児童心理面のフォローなど完璧に行えることではありません。むしろ、皆さんにこの件の調査をお願いしたいものです。私としても、医療の現場において、100%の治療法があるとは思っておりません。

しかし、反倫理的でない限り、一歩でも患児の日常生活の向上に寄与できる治療法を模索するのは臨床医の責務と思います。

治療効果の判定も術者以外の評価を採用すべきと思っております。患者のご家族の同意を得られる範囲すべての情報を開示しますので、委員会代表の方々に来ていただいて、公平な第三者として現場を見、評価判断していただきたいと思います。

私は、この院長の意見に100%賛成だ。これまで批判する勢力は一度も術前術後の患児を観察していない。患児たちの改善は、私や患児家族の思い込みであると主張したり、薬の例を挙げ、バイアスだと断定するのみであった。

さらには、「入院して2、3週間、母親がべったり寄り添ったので改善したのだ」とまで言っていた。これには私の医師としての資質を完全否定するのみではなく、患児家族を愚弄するものであろう。一番苦労しているのは患児家族だ。こんな侮辱があるだろうか。患児たちのご両親をはじめとするご家族は、熱心に、熱心に療育に専念している。家庭でもべったり寄り添っているのだ。
最後に極め付きの批判を紹介しよう。
ある参議院議員が質問主意書で政府に質問している。「医師が人体実験を行っているとの指摘があるが」ということだ。これに対して、厚生労働省からの答えが実に巧妙なのである。

厚労省の回答
個々の事例について、医師がその医学的判断および技術によりどのような医療行為を行うことができるかについては、患者の意思や状態、現在得られている医学的知見なども踏まえつつ、個々の事例に即して適切に判断されるべきものであると考えている。

脳神経外科医である私が、1970年代に開発された著名な先生方の手術手技を用いて、前頭縫合早期癒合症と診断された患児たちに手術をする。このことにおいて何ら違和感はなかった。患児たちが、言葉の遅れや、多動、さらには自閉傾向などの臨床症状を持ち合わせていたが、術後これらの症状の改善を見せている。これまでの症例と違うぞと感じたのである。〝これは事件だ〟、なんとか解明していかなくてはとの思いに至ったのである。

当初、私は、自閉症や多動症という病名に対する治療という意識はまったくなかった。あくまでも、軽度ではあるが、三角頭蓋の患児たちが臨床症状を持ち合わせていたという症例に外科的な治療を行っただけである。

その治療の根幹は、前頭葉を納める器が狭いこと、そのため2次的に90％以上の患児に頭蓋内圧が亢進しているという2点の脳環境の悪化をもたらす要因を解除することである。

こうした一連の批判問題を受けて、２０００年5月より手術は中断されていた。ところが、中断されたことに対して患児の母親が、院長に強い抗議を行っていた。その事実も記しておきたい。

そして、同年7月後半から手術は再開された。再開後、まもなくして、地元紙の琉球新報が軽度三角頭蓋の手術の成果を報道してくれた。

しかし、批判は執拗に繰り返され、私が日本語で、また英文でも論文を書くとすぐさま編集者へ手紙が送られてきた。何度もていねいに返事を書いて理解を求めたが、効果はなかった。

２０１５年12月に国際小児脳神経外科学会誌の電子版に私の論文が掲載された。すると、すぐに鹿児島のI先生から批判が飛んできた。私は、これに対してもていねいに答えた。

また、２０１６年7月には、児童精神科学会から声明文が出された。

同年4月に豊見城中央病院が国家戦略特区としてこの三角頭蓋手術が認可されたのに対して、内閣府に認可取り消しを要求するという内容の声明文である。

これに対して私は公式に反論していない。私の意見は、常時無視されてきたからである。そもそも、この声明文が出された発端は、沖縄県医師会理事が、学会に軽度三角頭蓋の手術の効果について問い合わせたことによる反応だった。

すると、私が治療を行った親御さんたちから県医師会長あてに、抗議のメールが10件ほど送られていた。そのなかからハワイからの母親と四国在住の父親の抗議文をここに紹介しておこう。

沖縄県医師会長

突然のご連絡でたいへん失礼いたします。

私は、S・Aと申します。現在アメリカに在住しております。

私の長女は3歳の時（2014年8月）に下地先生の三角頭蓋の手術を受けました。

この手術に否定的な声明文が貴医師会の理事の提案をもとに出されていることを知りました。

「2016・7・19内閣府による社会医療法人友愛会豊見城中央病院の国家戦略特別区域高度医療提供事業の認定に関する声明」

これに大いに疑問を感じ、ぶしつけではございますがご連絡させていただきました。

長女は生後4カ月頃より、筋緊張の低下があり、その後、徐々に発達の遅れが著明になってきました。3歳を過ぎて歩行などはできるものの、言葉はまったく話さず、大声で叫ぶ、夜中に数回奇声をあげる、意思の疎通もほとんどできませんでした。多動もひどく、ひと時も目を離せない、紐をつけないでは外出もできないほどでした。養護保育でも、この状況と評価の結果を見る限り、将来的に普通の生活はまず無理だろうと言われました。

発達の遅れの原因とその治療法を探して、こちらでも様々な専門医に受診し、様々な検査を受けました。頭の形が三角形なのが原因なのでは、と何度も質問しましたが、結果は毎回このまま様子を見るしかない、でした。

多動のひどい子どもの毎日の世話は体力的にも精神的にもとても辛いです。この子は将来も普通の生活ができないかもしれない、という絶望感でいっぱいでした。

それでも親として私は希望を探し続けました。そして下地先生のことを知りました。下地先生に受診した際、軽度三角頭蓋でも前頭部の容積の狭小化とそれに伴う脳圧の亢進があるのでは、と3D-CTとMRIの所見から説明を受けました。これらが脳に悪影響を及ぼしているのであれば、手術も1つの選択肢であると考えました。下地先生からは、パワーポイントを使った手術の説明を十分に受けました。手術に反対の立場を取る医師も多くいること、手術を受けたからといって完全に正常になるわけではないということ、手術にはリスクもあるということ、手術を受けず言語療法や作業療法で経過を見る選択もあるということ、私と夫とも十分に理解し、下地先生に手術をお願いいたしました。

術後のもっとも大きな変化は、多動がかなり軽減したことです。退院後すぐから聞きわけが良くなり、犬のように紐をつけなくても外出できるようになりました。また、名前を呼べば振り返るのです。1語2語であっても言葉が出てくる、視線が合わせられる。親にとって、こんな何でもないことがわずか10日以内でできるようになったことがどれだけ嬉しかったか、とても言葉では言い表せません。

現在、ちょうど術後2年、5歳11カ月になりました。言葉もかなりはっきりしてきて意思の疎通が取れるようになり、大人の指示がほぼ理解できるようになりました。現時点で、術前の発達の評価から予想されたレベルよりも高いレベルに達しています。長女の発達評価に携わっている発達心理学の専門家も、発達のスピードが術前に予想されたものより早いことを認めています。

もし、貴医師会が発端となってこの手術が中止に追い込まれる事態になったら、今後、私たちの長女のような子の希望が消えてしまいます。発達障害を持って生まれた自分の子どもにできる限りのことをしてあげたい、という痛いほどの親の気持ちは察するにあまりあります。この手術はもう他の治療法がない子どもを誰よりも一番に考える親が望んでいるのです。

声明文のなかでヘルシンキ宣言に触れていますが、各患者の三角頭蓋の手術を受ける権利と手術によって得られる利益を奪うことは医療倫理に反することではないのですか？　手術によって得られる利益は手術のリスクを上回ってはいませんか？

私はアメリカで看護師として長年、第1相臨床試験に関わってきました。現在は、発達障害のある患者を専門としてケースワーカーをしています。人間を対象とする医学研究とその課題、インフォームド・コンセント、医学倫理、被験者の権利と利益について十分に理解しています。また現職を通して、発達障害者を取り巻く倫理問題にも精通しています。そして私自身の長女が発達障害と診断されました。その上でお願い申しあげます。

どうか将来のある子どもたちから三角頭蓋の手術を受ける権利を奪わないでください。どうか子どもたちにチャンスを残してあげてください。

どうかどうか、この声明文に関して、もう一度ご検討くださいますよう何卒よろしくお願い申しあげます。

ハワイ在住S・Aより

沖縄県医師会長

この度、軽度三角頭蓋の手術に否定的な声明文を、貴医師会の理事が提案を出されていますが、沖縄で手術を受け入れてもらってたいへん感謝している親もいます。そのこともご考慮していただいてほしく、メールを出させていただきました。

私の子どもは、下地医師に関わっていただき手術をしました。もともと、子どもの頭蓋骨縫合早期癒合症を発見したのは私でした。

私には子どもが4人いまして、末子の大泉門が3カ月から閉じ始めて、4カ月には閉じてしまいました。

理容師をしている職業柄、赤ちゃんの大泉門は急所だから触らないように！　と言われていました。

そんな知識もあり、我が子の頭蓋骨縫合早期癒合症を見つけてしまいました。ネット検索に始まり、掛かり付け医や小児科で聞いても答えは出ず、様子を見ましょうとのことでした。

1年を過ぎても、寝返り・ズリバイ・発語なしでした。1歳半健診で引っ掛かり、理解力のない子どもでしたが、なんとかPTを受けてからようやく掴まり立ちができるようになりました。

しかしながら理解力や指示の通りにくさ、それにともない嫌々療育を受けている。そもそもじっとできない、気まぐれで天の邪鬼な子どもでした。そんな状態を変える方法はないのか？　と思い、再びネット検索で手術をしている病院があるのがわかり、沖縄の下地武義医師にコンタクトを取りました。

2歳になった9月に検査をし、翌年2月に手術を受けました。そして3D-CTとMRIから前頭部の容積の狭小化とそれに伴う脳圧の亢進があるのでは、と下地先生から説明を受けました。これらが脳に悪影響を及ぼしているのであれば、手術を受けられると改善しうる可能性があります。

また、手術をせず、療育を受けて育てるのも良いと思います。術前に何か疑問があれば、質問をください。また、気持ちが変わって手術を止める場合は連絡だけはくださいと、無理を言わず、ていねいな対応をしてくださいました。

頭を触るだけで様子を見ましょう……とだけ、いつも地元の医療機関で言われていたので、たいへんありがたかったです。

術後、顔の腫れが引いた4日目くらいに、親子で病室のベッドの上で過ごしていた時に、何気に「携帯取って！」と言うと、1メートルほど這って移動をし、取って手渡しでくれました。聞いて手渡しでくれるなんて、考えられません。ましてや携帯電話を理解できた！　感無量でした。

ネット検索時には、手術の是非の様々な意見がありました。自分なりに子どもの前頭葉の萎縮を防ぎたい。できるのなら将来的に健常とはいかなくても、障がいがあってもコミュニケーションが取れる人間になってほしいと考えました。ネットでの様々な意見を参考にし、下地先生とも十分に話をして同意し、手術を受けました。

貴医師会が発端となってこの手術が中止に追い込まれたら、今後、私の子どものような前頭蓋に奇形があり、障がい児を持った親は希望がなくなってしまいます。

声明文に

「『人間を対象とする医学研究は、科学的文献の十分な知識、その他関連する情報源および適切な研究室での実験ならびに必要に応じた動物実験に基づき、一般に認知された科学的諸原則に従わなければならない』と謳われている。下地氏らは軽度三角頭蓋の手術により、『発達の遅れや自閉症類似症状』が改善したと主張しているが、そもそも軽度三角頭蓋と『発達の遅れと自閉症類似の症状』の関連について、軽度三角頭蓋の自然経過を含めた疫学調査が行われておらず、科学的医学的証明はなされていない。こうした実験的治療が一般臨床治療でのインフォームド・コンセントの下で実施されているが、これはヘルシンキ宣言に反する非倫理的な医療行為であり、容認できない。」とありますが、そもそも、軽度三角頭蓋でもある頭蓋骨縫合早期癒合症の場合、動物実験を行うことは可能なのでしょうか?

人為的な実験での縫合早期癒合の科学的根拠を得られる場（4カ月までの縫合癒合）を設けるのは難しいと思うのですが如何でしょうか?

今は下地先生が行っている前頭蓋形成術とMACDO術（自治医科大学の形成外科の手術法）が頭蓋骨縫合早期癒合症で行われていると思いますが、単なる美的整形なら可能で、それに付随するとみられるより将来的に大きな影響を与えると思われる障がいを改善できうる選択肢を消すことになり、保護者の子どもの育成を思い障がいを改善できる権利を脅かしているのではないでしょうか?

私の認識では、たまたま行った美的形成術での結果、それに伴ったと見られる発達障がいの改善が見られる様になったという経験から始まったものであり、これまでの臨床数は500例を超えています。それでも科学的医療証明ができていないと判断されるのでしょうか?

私は県外から沖縄に行きました。遠くは北海道からも手術を受けに行っています。手術を考え、決断した親は、我が子が多くの困り感を持っている方ばっかりだと思います。診察時の待合室や、通院不可能者のための宿泊施設(がじゅまる)で、知り合った数人の親と話をしました。目を合わせてくれるようになった。手術をした後に多動が劇的に変わった! と話していました。

精神科医は外科的手術をできない、処方のみですよね?

そんなカテゴリー違いな医師の意見は参考になりますか?

かつて欧米の精神科医が行ったロボトミーとは違います。

最後にご存知だと思いますが、WMAジュネーブ宣言(1948/9)では「私の患者の健康を私の第一の関心事とする」とあります。

また、声明文にある『ヘルシンキ宣言』も左記が宣言されております。

臨床における未実証の治療

37・個々の患者の処置において証明された治療が存在しないか、またはその他の既知の治療が有効でなかった場合、患者または法的代理人からのインフォームド・コンセントがあり、専門家の助言を求めたうえ、医師の判断において、その治療で生命を救う、健康を回復するまたは苦痛を緩和する望みがあるのであれば、証明されていない治療を実施することができる。この治療は、引き続き安全性と有効性を評価するために計画された研究の対象とされるべきである。すべての事例において新しい情報は記録され、適切な場合には公表されなければならない。

特に『証明されていない治療を実施することができる。この治療は、引き続き安全性と有効性を評価するために計画された研究の対象とされるべきである』

下地医師の医療行為は、歴然と正しい行為ではないでしょうか? これまでの医療行為を評価容認していただき、より多くの困っている親が、子どものために判断をし、選べる場所を増やしてほしいと思います。

四国の父親より

このお2人の抗議文が、私の言いたいことを十分に伝えているので、これで良しとしたい。

第6章

切なる母の訴え

2002年、上地瑠璃アンソニー君は5歳のときに県立那覇病院を受診している。このとき、「かなり、レベルが良いので経過観察でいいのではないか」と小児科の先生からアドバイスを受けていた。以後、何度か受診していたが、我々サイドで状態を鑑み、手術を決心できなかったようである。受診が途絶えて久しくなった。

その後、頭痛と嘔吐を頻繁に起こすようになり、あちこちの小児科を受診、周期性嘔吐症や胃腸炎などの診断を受けていた。

初診から7年後、11歳になってこども医療センターの救急を受診。嘔吐があるというので髄膜炎を疑われ、腰椎穿刺を受けた。その結果、何度も針を刺し、穿刺針から血液が出てきて、腰痛を訴えるので入院して経過観察となった。

翌日、発熱もないので退院ということになり、請求書を提示すると、母親が激怒した。

当時、私が院長をしていたので、このことはすぐに問題提起として私へ上がってきた。副院長に調査をお願いしたところ、母親の激怒したことに一理ありとなり、すんなり退院となった。要するに、検査が順調に進まなかったのに請求書が出されたからだった。私も駆けつけて、母親と話をした。頭痛と嘔吐の連続で困っていると、延々と訴えられた。私の頭には、原因は軽度三角頭蓋とはっきりと浮かび上がっていた。

以下、そのときの訴えを母親が手紙にしたためたものである。

下地武義先生へ

こんにちは。

アンソニーの母です。先生に、アンソニーの三角頭蓋の手術をどうしてもお願いしたくお手紙を書きます。お願いしたいことはたくさんあり、書いてみたら10ページほどになっていたので、改めてこの手術に対する思いだけを伝えたいと思います。

アンソニーが生まれ1、2年経ったある日、頭の形が三角のおむすびみたいだなぁ、3、

４歳になっても言葉の覚えが悪いなぁ、時々目がトロンとしているなどの症状がありました。抱っこも外向きでしかできないくらいです。自分の興味を示したものを見つけると、手足でいきなり私をすごい力で突き押すので、彼を落としそうになることもありました。

幼稚園の頃、新聞で下地先生のことを知り、受診しました。その結果、脳圧は高くないとの理由で手術はできず「半年、様子を見ましょう」ということでした。あと半年、あと半年で今日まで来てしまいました。

現状、言葉は、母親の目から3、４歳児程度だと思います。相変わらず頭痛が1日のうち何度も起きる日があれば、何日か収まり、また繰り返す。嘔吐に関しては、回数は減りましたが相変わらずです。

今では、おみおつけを冷やすときの「フーフー」だけでも頭がクラクラすると言うし、夕方、体力づくりのために15分程度の犬を散歩させるときも頭がクラクラすると言います。学校も1週間のうち3、４日行くことができれば良い方です。

これから先、成長するに従ってこれらの症状が続き、ひどくなってもその場その場で頭痛薬と吐き気止めの対応だろうと想像はつきます。今までもそうでした。いつかは母親である私の方が先立つことだろう、その後だれがこの子の症状を理解してくれるんだろうか？　その他諸々の不安があります。

「どうして、論文のなかの子どもたちと同じ症状なのに、この子だけ手術を受けられないんだろう？」悔しい思いがします。そのたびに、小児発達センターで会ったお母さんの話を思い出します。その子は自閉症の子だったらしいのですが、手術したのが冬だったらしく2週間目くらいで「お母さん、寒い」って言ったそうです。母親は耳を疑って「もう一度言って」と言ったら、自分の腕を自分の手でさすって「寒い」と言ったそうです。その後も今まで名前を呼んでも振り向かなかった子が、返事をしたり、「ドアを閉めてちょうだい」って言ったら「ハーイ」と言ってドア閉め、「新聞取ってきて」と言ったら、ちゃんと行動ができるようになったと話していました。

「手術を受ける3カ月前と、術後の3カ月は大きく違う」との言葉が脳裏を離れません。もちろんアンソニーが「この手術を受けても必ずしも効果があるとの保証はない」と言われました。それでも0・001％でも今の状態が改善される可能性があるのなら、かけてみたいと思います。

この程度で施術すれば、たぶん先生が非難を浴びることもあるだろうと想像できます。たとえ結果がどうであれ、先生に苦情を言うことはありません。病院側に責任を追及することもしません。それについて、誓約書に署名します。

どうか、下地先生がヨボヨボのじいさまになる前に（笑）、この子にとって最後の機会だと思いますので、ぜひ手術のチャンスをください。

この手術方法が今までの脳医学に対する考え方をくつがえすほどのことであり、支持していただけないドクターがいることも論文資料から理解しています。それでもお願いします。たとえ今の状態が変わらなくても後悔することはありません。何もしないでいる方が一生悔やむと思います。術後の結果は、想像するだけでやってみなければわからないと思います。目の前に効果があるかも知れない方法があるのに、それさえもやってあげられないのはとても辛いです。

どうか今一度、アンソニーに手術を受けるチャンスを与えてください。お願いします。

H21・7・21　アンソニーの母より

P．S．

先程、小児外科のT・K先生と話をする機会があり、今現在の嘔吐と腹痛について話をしました。多分、三角頭蓋からくる説が強いでしょうね、との意見をいただきました。T先生には、アンソニーが盲腸で入院したときに対応していただきました。

この直訴状は、私を深い失意に陥れた。患児の5歳のときの状態把握に問題があったのではと。毎日、吐くためにに食事をしているようだと訴えていた。体重も30kgほどしかなかった。これはもう頭蓋内圧亢進症状と考えるしかない。２００９年9月、母親の申し出を受け入れて手術した。

術直後より、頭痛は消失し嘔吐もなくなった。食欲も改善し、よく食べるようになった。そして、何事もなく退院した。退院後も頭痛や嘔吐は消失し、会話は普通にできるようになって、歩き方も改善した。私との外来でのやりとりも生意気な言葉を使うようになっていた。

「学校楽しい？」

「先生また同じ質問をしている」

こう返ってくるのである。支援高等学校に行っているが、自分の将来のことを考えるようになっているという。母親はたいへん満足しているという。さらには、医師がもう少しこの三角頭蓋のことを認識してほしいと熱心に訴えているそうだ。

２０１４年、琉球新報に私ども小児発達センターが、厚生労働省と県から三角頭蓋の研

もっと知って

手術経験者

小6で三角頭蓋《ずがい》の手術を受けた上地アンソニー君(16)＝沖縄市。2歳ごろから約9年、ほぼ毎日吐き続けた。言語の発達も遅かったが、少ない言葉で頭痛や腹痛を訴えるように。複数の病院を受診するも原因は不明だった。術後は吐くことも頭痛もなくなった。今では体力も付き、特別支援学校に元気に通う。

「前は痛くて苦しかった。手術して楽になった」と上地君。母親(56)は「前例が少なく批判もある手術だけど、決心して良かった」「医師や保育士、福祉関係者には三角頭蓋のことをもっと知ってほしい。情報があれば親が判断できる」と願う。

「バスケットが好き」と笑う上地アンソニー君＝7日、沖縄市

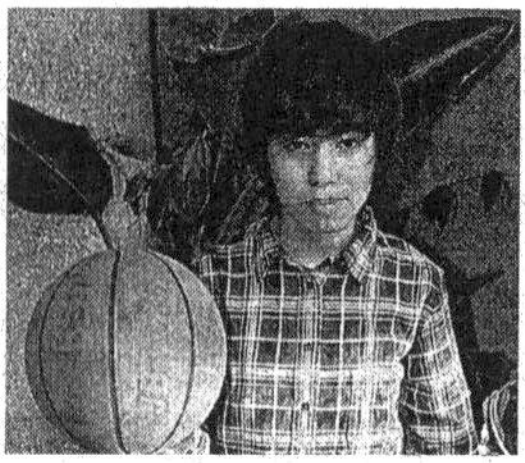

3歳で手術した沖縄市の中学生(13)は手術前、多動で壁に頭を打ち付ける行為もあり、言葉の遅れもあったという。母親(40)は「手術後は落ち着き、コミュニケーションも取れるようになった」と話す。5歳で手術を受けた宜野湾市の高校生(16)は手術前、「普通校に行けるが特別支援学級」と言われていたが、現在は私立高校で特待生として勉学に励んでいる。

2014.1.14　琉球新報の記事

究費を交付されているという記事が載った。

それには、新聞記者が、実際に患児の母親3名にインタビューをして、感想を加えている。アンソニー君の母親は、医師が三角頭蓋のことを認識するべきであることを強烈に訴えていた。

軽度三角頭蓋の手術適応として、年齢を9歳未満としてきたが、この子どもの改善具合から、これも私の独善ではないかと思っている。倫理委員会への提出条件なので、まだ変更していないが、今後、変更する際に参考になる症例である。

第7章

印象に残る症例

6歳の男児

東京からの患児は、6歳で沖縄県立那覇病院を受診した。診断は軽度三角頭蓋だった。症状は、言葉が100語くらいで発音が悪い。自閉傾向として、父親との関わりにやや問題があった。父親と一緒に食事をしたり、抱っこされたりしていたが、自分から進んでいくことはあまり見られず、父親からの一方的なアプローチばかりであった。水の感触を楽しむ。すごく執着しているモノでも、他人が介入したり、中止させても怒ることも嫌がることもなかった。「されるがまま」でいることに母親はとても不自然に感じていた。一部の好きなモノへの集中力はたいへん強いが、それ以外のモノにはまったく興味がなく集中力が続かない。多動である。ずっと母親と手をつないでいないとどこかへすっ飛んで行ってしまう、夜寝るときも脱走の心配があるので、その対策をしなければならないほど、一時も目が離せなかった。自傷はないが、人をつねるなどの他傷がある。トイレは自分ででき るが、お尻は母親が拭いている。手術は7歳のときに行った。

術後2カ月経った母親からの報告

父親への愛情表現が格段と良くなった。これまで一緒に外食などできなかったが、できるようになった。自ら父親に寄って行ったり、父親の隣に席を移動して膝枕をしてもらうなど、これまで父親が誘わなければ行わなかった行動を、自らするようになった。意味不明の多動が減少した。表情が乏しかったが、いまはニコニコしていることが多く、微妙な感情が顔に出るようになった。お遊戯で模倣が1分くらいできるようになった。夜ぐっすり寝るようになった。

術後6カ月になると、積み木を上手に組み立てられるようになった。特に、術後に目立って変わったのは模倣が上手になったこと、記憶力と図形の認知能力が上がったことだった。

術後１年３カ月、母親と来院。すでに、言葉数が増えて長文が言えるようになっていた。会話は十分ではないが成り立っていた。多動は術前よりいいが、術直後より悪くなっていた。

２年後だったと思う。東京でご家族とともに会食する機会があった。父親と仲良く食事ができるのは術後からだという。このとき、父親に最大限の感謝の意を述べられた。

その後も何度か面談したが、家族関係は良好なのを確認している。

この症例は２００５年である。その当時は、術後に患児が両親に対して、より愛着を示していることの認識はなかった。それゆえに、新鮮な感動を味わったものである。数年後に

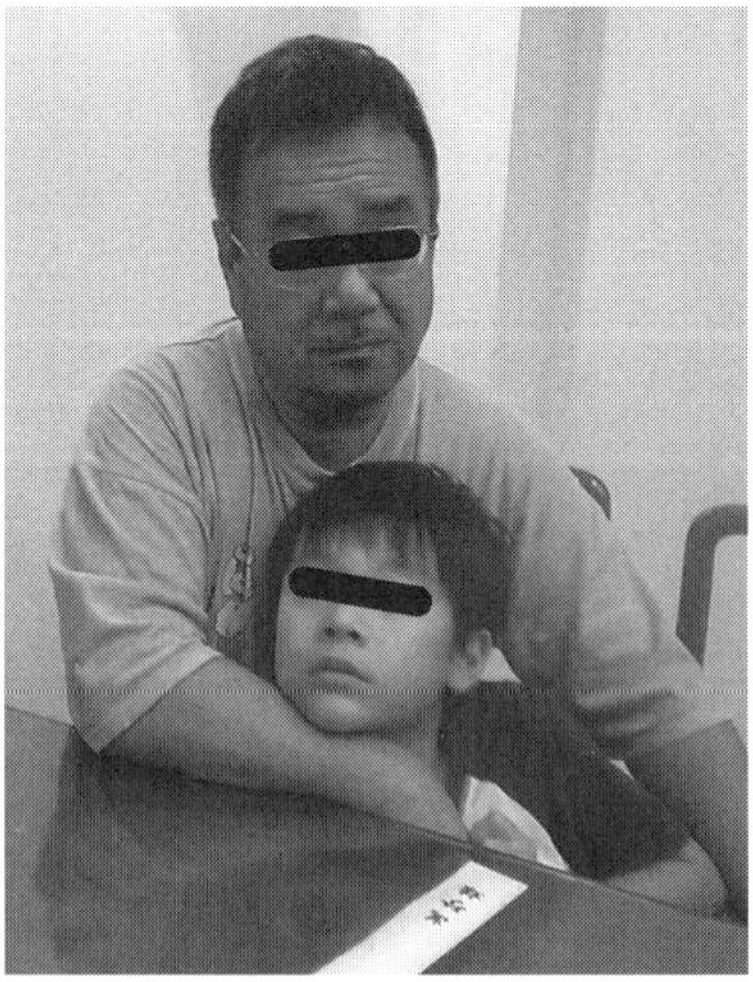

術後1年。父親に甘えている！

行われた心理学教室との共同研究で、術後、母親にベタッと寄り添ったり、父親との関係も格段に良くなることがあると認識させられた。母親は「抱っこをせがまれるので疲れますよ、先生」と冗談交じりに訴えていた。

8歳の女児

A県から受診してきた8歳の女児である。毎月、父親が東京まで通って「自閉症の薬です」と処方される薬を何年も服用していた。

女児の下に2人の男の子が生まれると、母親を完全に無視するようになっていた。父親の言うことしか従わない状態だった。言葉が出たり出なかったり、受診時は無言の状態であった。

父親は、薬により自閉の症状は幾らか改善はしているようだとの認識であったが、視線が合いにくい、兄弟や他の子どもとの交流がまったくできない、こだわりが強いなど、まだ症状が強く残っているという。多動は、以前より少しはいいようだが、まだひどい状態であった。「あれしてはダメ」「これしてはダメ」と抑制されると激しい癇癪を起こして止まるまで長時間かかった。

この女児の状態は、昔の言い方をすると、重度精神遅滞である。3D-CTでは三角頭蓋の軽度の軽度に分類したい症例だ。前頭部や前頭蓋窩の狭小化および多数の指圧痕が存在することで、私は手術に踏み切った。付き添いに来たのは父親のみである。

術後、数日間、眼瞼の腫れで両目が開かなかった。その間、父親は、娘のこだわりの1つがシール張りであることを思い、毎日のように売店を往復してはシールを買って、娘に与えた。その額は3万円にも達したという。

術後、帰宅してすぐに変化が見えたのは、母親との関係である。母親と認識し、近寄るようになった。関心を引こうと、わざとおしっこを漏らしては、母親と一緒に下着を洗う

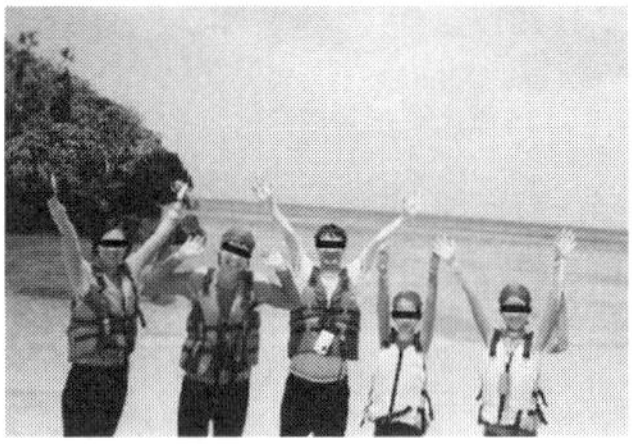

ご両親と兄弟との家族旅行

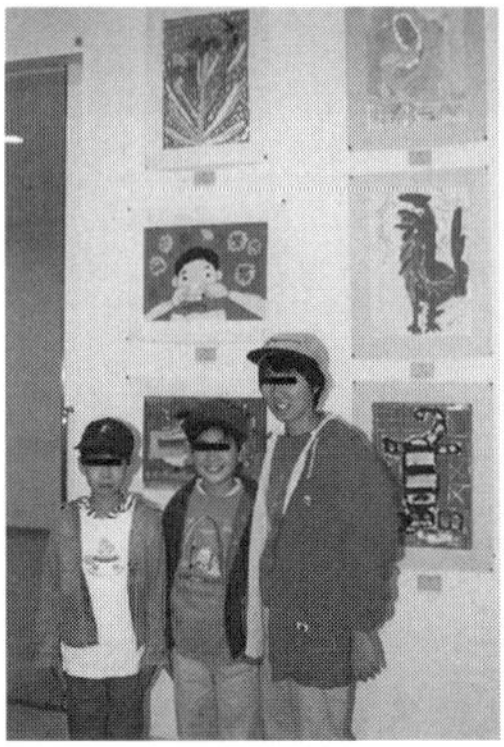

作品集の前で

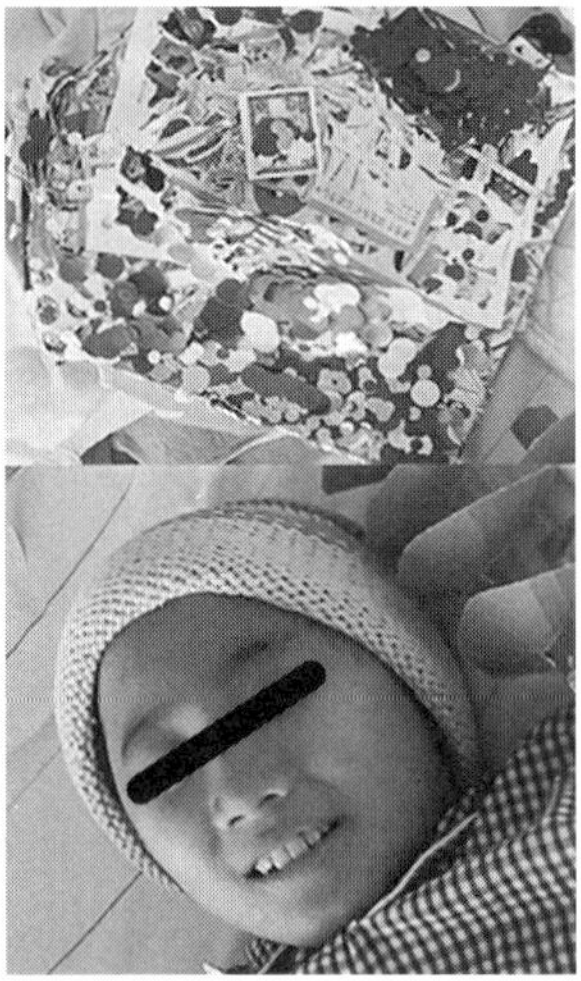

張りつけたシールはおよそ3万円分

ということまでするようになった。多動が激減し、パソコンの前に座るようになった。父親が、絵を描くソフトを入れて教えると、すぐさま使いこなし、いろいろな絵を描き始めた。色使いが素晴らしく、美しい絵が何枚もできあがっていった。優れた色彩感覚の持ち主であることが判明し、この才能を伸ばせるよう継続させていった。中学校と高等学校では、個展を開催できるほどになった。兄弟とも仲良くなって一緒に旅行している。

その後、絵の才能を生かして就職し、のびのび仕事をしているとのことである。2015年に成人式を終えている。

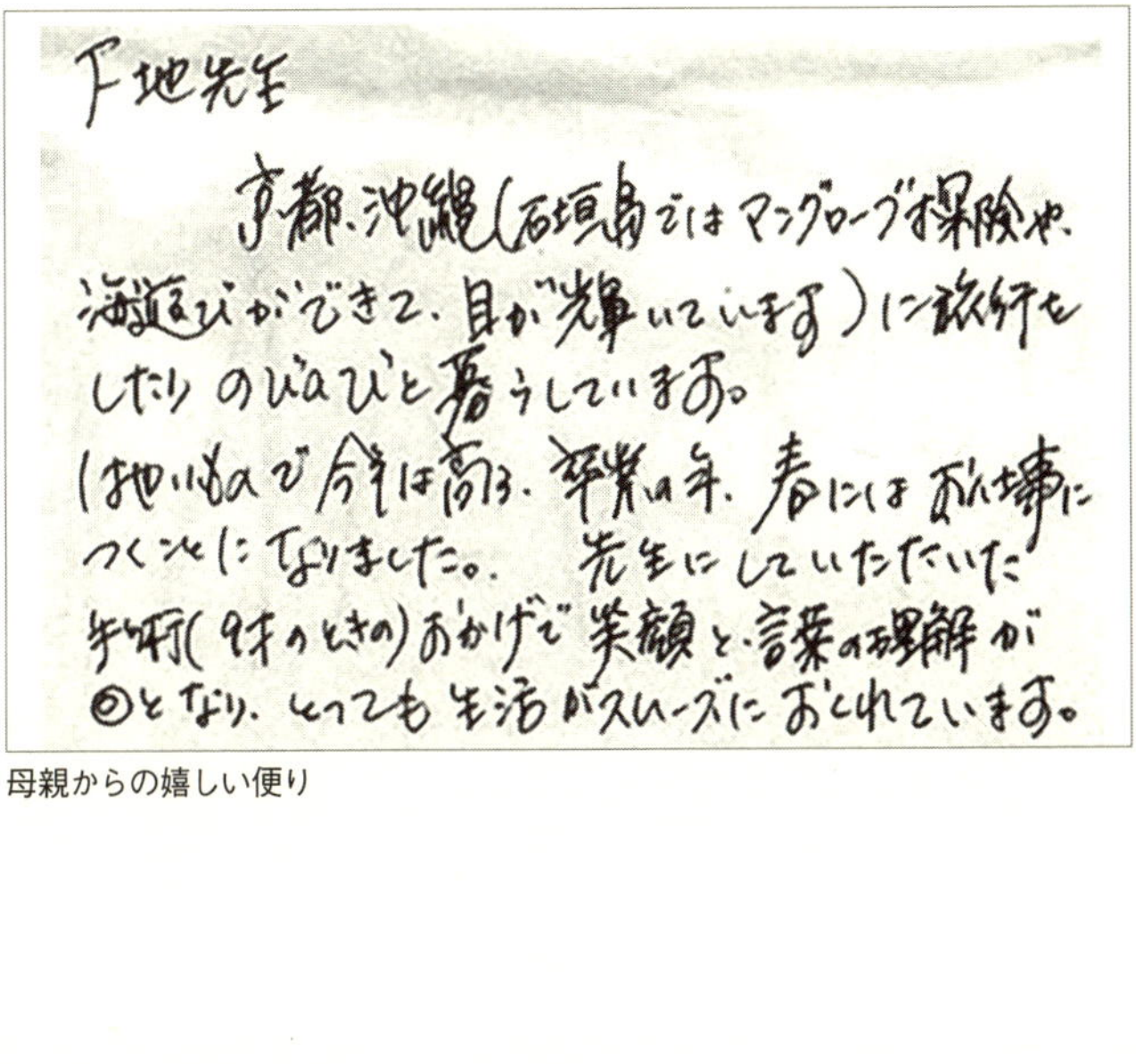

下地先生

京都、沖縄（石垣島ではマングローブ探険や、海遊びができて、目が輝いています）に旅行をしたり のびのびと暮らしています。

はやいもので今年は高3、卒業の年、春には就職につくことになりました。先生にしていただいた手術（9才のときの）おかげで笑顔と言葉の理解が◎となり、とっても生活がスムーズにおくれています。

母親からの嬉しい便り

2歳8カ月の女児

次はS県からの患児である。母親がいきなり電話してきた。声はもう泣き声である。女児で、発達状況は、乳児期にあまり笑わなかった、定頸《ていけい》★1などの発達が遅れ気味であった。オモチャにもまったく興味を示さない。1歳半でも歩けなかった。

現在は、2歳8カ月で、運動面と言葉の遅れのため、近くの病院で3D-CTを撮った。その結果、三角頭蓋と診断されたが、軽度なので手術はできないと言われたとのことだ。症状は、有意語なし、歩くけれどヨタヨタ歩き、体調が悪いと自傷行為で頭を床や壁にぶつける、理解はほどほどに良い、目線が合いにくい、目をギュッとするしぐさあり、抱っこが嫌い、などいろいろ訴えてきた。

私は「すぐに沖縄に来てください」と電話を切った。まもなく来沖した。前記症状に加え、四肢筋の低緊張が認められた。歩き方は確かにヨタヨタ。小脳症状である。こども医療センターの検査では確かに軽度三角頭蓋だった。前頭蓋窩はかなりの狭小化の所見である。急遽、手術を行った。

術後1カ月後の報告で、歩くのが非常に良くなった。テレビを見ながら踊る、表情も豊

★1　首がすわること。

かになったという。また、母親に抱っこをせがむ。言葉はまだ出ないが音は出せる。

　術後4カ月経つと、喃語《なんご》★2が出てきて、はっきり聞こえる単語は2個ある。指示が通りやすくなり、理解は良い。しっかり歩けるようになった。ジャンプができる。挨拶ができる。目がよく合うようになった。指で数字の表現ができる。例えば「何歳」と聞くと3つと指で示す。ボタンかけができる。ママが好きという表現が増えた。こうした報告であった。

　術後6カ月の受診では、歩行練習で1人で歩けるようになり、転ばない。長距離を歩ける。ボールでドリブルができるし、ジャンプをするなど運動能力の改善が見られた。さらに、知らない人に挨拶をする。好きなモノへ

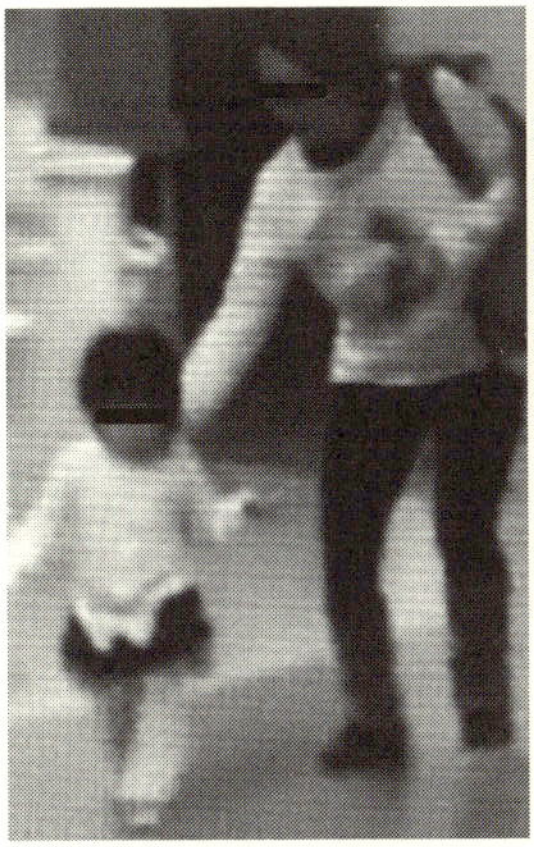

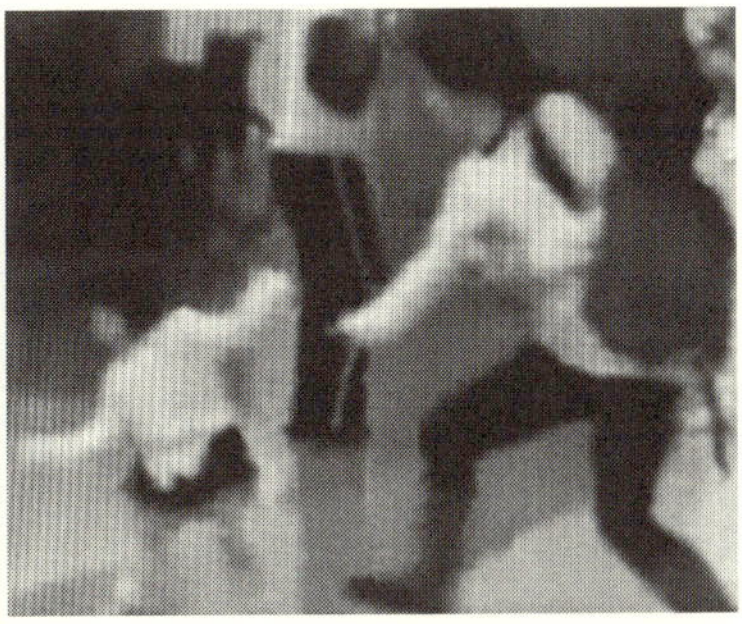

術前のヨタヨタ歩き

★2　幼児が発生する意味のない言葉。

のこだわりがあるが、目線はよく合うようになった。

術後10カ月のメールで、女児の様子を報告してくれた。

最近、娘が話し始めました!! 風邪引く以外は体調が良く、いっぱい遊んでいます。お友だちにも興味津々で自分から近づいて握手をしたり、遊んでもらったりしています。歩行は、だいぶ上手になりました。いろいろできるようになりました。話す言葉も増え、嬉しそうにしている姿を見ることができて本当に嬉しいです。

術後1年の受診状況は、2語文で発音は悪

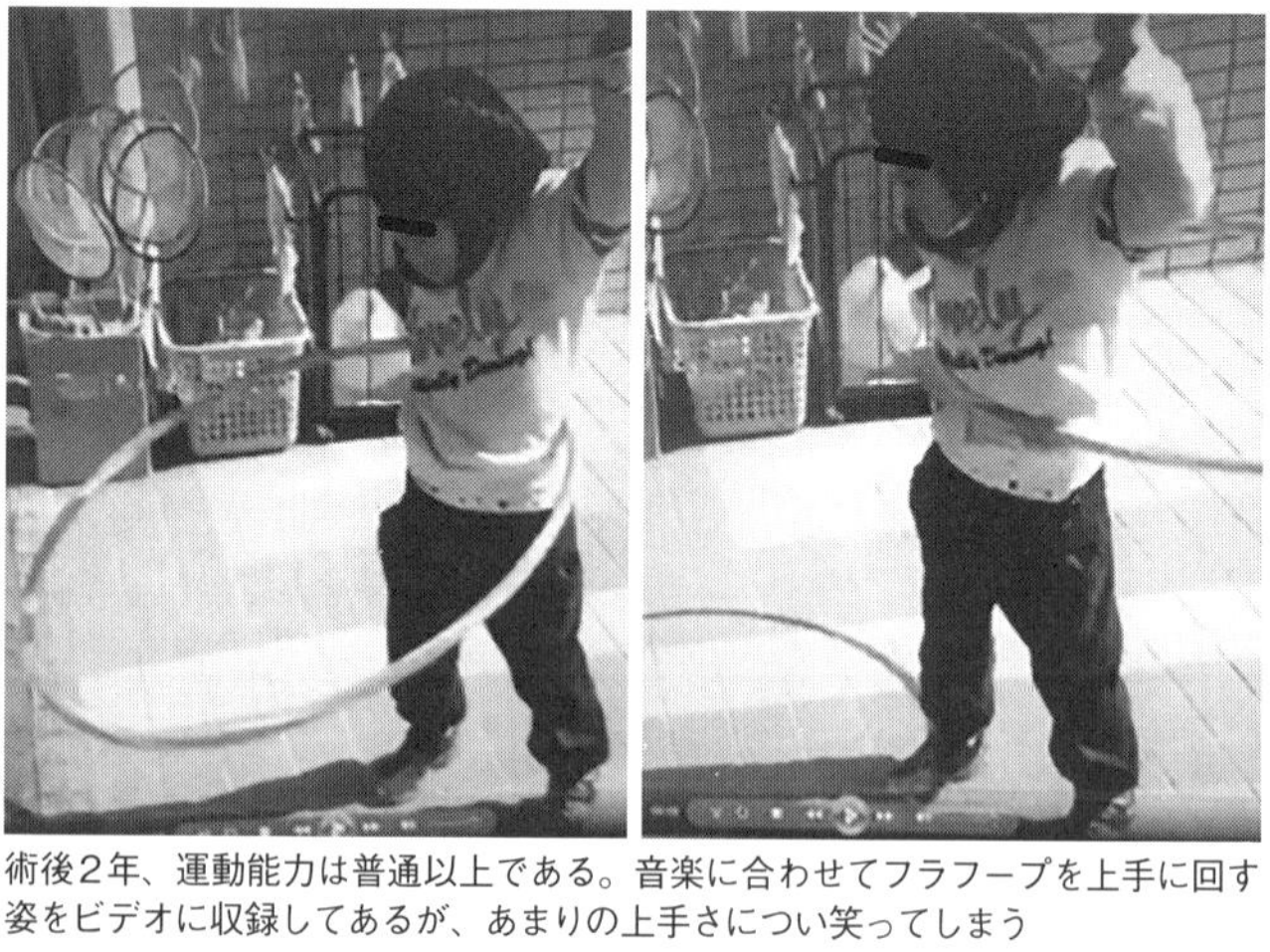

術後2年、運動能力は普通以上である。音楽に合わせてフラフープを上手に回す姿をビデオに収録してあるが、あまりの上手さについ笑ってしまう

いが、自発語が出ている。ジャンプができ、階段も上がれた。自傷行為なし。健康になってよく食べる。

術後1年半にも受診している。発音は悪いが、自発語は3語文以上になっていた。人の気を引くようなことをよくやる。小さい子どもに気遣いをする。感情表現がうまくできるようになって「楽しい」と言う。ひらがなが全部読める。20まで数えられる。運動も追いついてきた。ピアノが上手になった。このように自閉の面が薄れてきていた。

その後もどんどん良くなり、2016年4月大学付属小学校に入学している。ときどき、母親が嬉々とした口調で電話をしてくると、私まで嬉しくなる。

3歳の男児

どうしても忘れられない例である。

3歳の男児である。沖縄で一番交通量の多い国道近くに住居がある。1歳の時から自傷行為。2歳から療育に力を入れてきた。

私のところに受診したのは3歳になってからだ。言葉は長い文章が言える。会話は慣れた人ならできる。挨拶もできる。多動、これがすごいのである。絶えず動いている。家を飛び出して何度か国道に出て、危うく大きな事故になりかけたことがある。これが一番恐れていることだ。また、高いところが好き。

外来には犬のリードをつけてくる。好きな動画は長時間見る。楽しいときも悲しいときも奇声を上げる。自閉傾向として人見知りをする。慣れた人以外に近づかない。他児と遊べず、関わることができない。睡眠は、2歳4カ月より寝つきが悪くなった。リスパダール★3を処方してもらっている。癇癪、自傷行為は減少傾向。こういう状態でもK式発達テスト★4では105と平均以上であった。

私どもの検査では軽度三角頭蓋の診断であった。ご両親はこれまで軽度三角頭蓋のことをいろいろ調べていて、すぐに手術の手続きへと事が進んだ。

術後1カ月、多動はまだあるが、以前ほど頻繁でない。多動を起こす間隔があくようになってきたと母親は言う。名前を呼ぶと戻ってくる。会話が成立する。感情を伝えることができるようになった。文章も長くなった。自傷行為なし。パニックも減少。

術後3カ月の受診での報告では、リスパダールを飲まなくとも寝てくれる。日々、新しい言葉、なかには大人の言葉なども発する。感情表現ができる。人がどう思っているか推察して伝える。歌を歌える。多動は緩やかになった。「止まって」で止まる。飛び出しが

★3　気持ちの高ぶりや不安感をしずめる抗精神病薬、統合失調症に使う。
★4　小児の発達テストで100が平均。

少なくなった。テレビを座って見る。食事のときに座る時間が長くなった。ごっこ遊びができる。規則も理解できる。公園では活発に動いて、高いところの認識ができる。

術後1年、多動改善！　診察室にいることができる。リードはもう付けていない。普通の子に比べたらまだ注意が必要だが……。車の上から傘を広げて飛び降りる。鳥のように飛べると思っている。言葉は語彙が増えた。もう少し言うことを聞いてくれたらと母親は言う。4月から幼稚園に入園する。

術後1年半、独創性に富み、作詞作曲して歌ってくれる。会話は年上の人とは普通にできる。運動能力はかなり上。動き回るのは活発と言える範囲内になったと思う。リードは

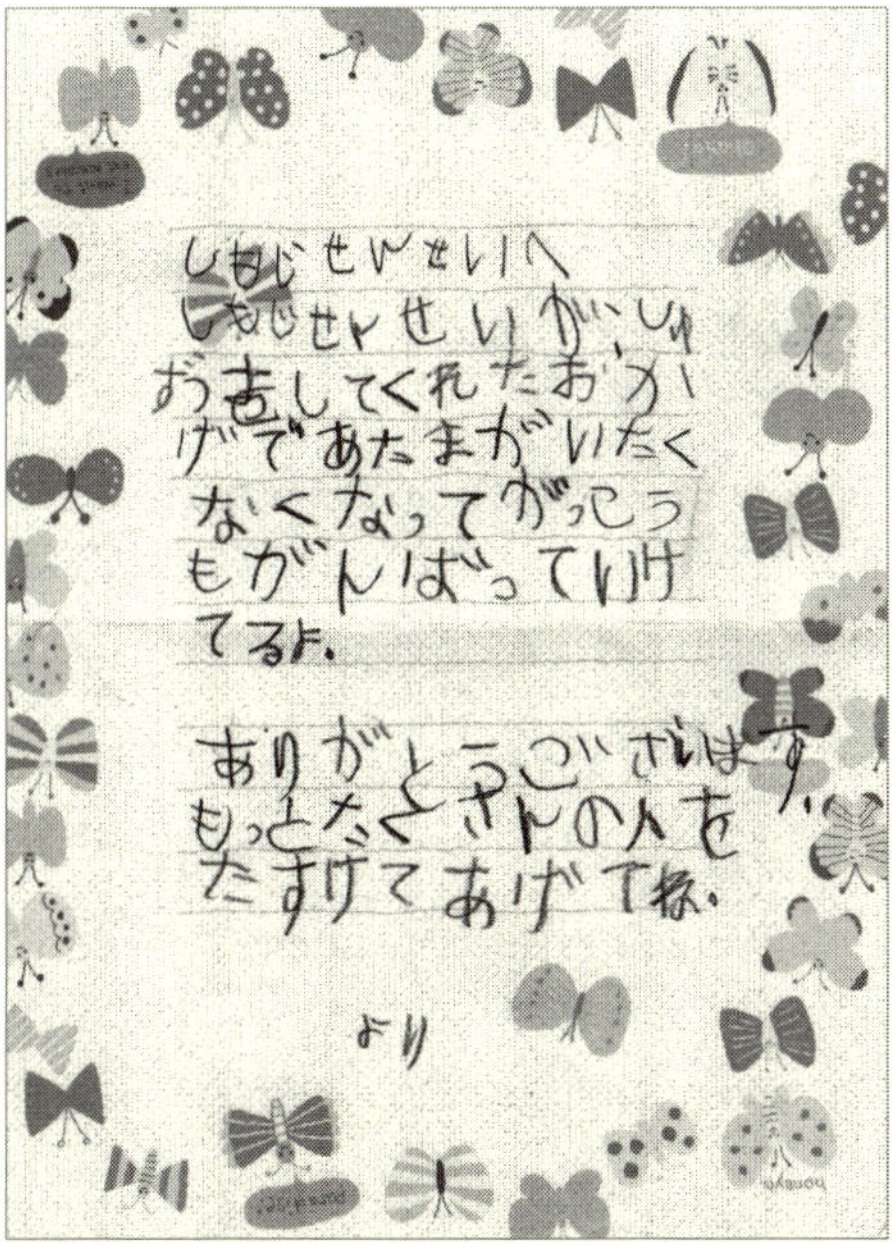
しもじせんせいへ
しもじせんせいがしゅ
じゅつしてくれたおか
げであたまがいたく
なくなってがっこう
もがんばっていけ
てるよ。
ありがとうございます。
もっとたくさんの人を
たすけてあげてね。
より

患児本人からの感謝状

なし。

術後2年、うるさいくらいよくしゃべる。理解がいいので言い聞かせると、おとなしくできる。2016年度から小学1年生で支援クラスに在籍、よく勉強はできていて、授業中はおとなしくしている。IQは110以上あるので、近々普通学級へ行くことになるのではと、ご両親は期待している。

6歳の男児

6歳で受診した宮城県の患児も忘れられない例のなかに入る。

1月に来沖、症状はかなりきつい部類の範疇に入る。3D-CTで軽度三角頭蓋と診断されたので、手術を3月中旬に組んでおいた。

2011年3月11日、日本中が引っくり返るような大地震が東日本を襲った。次週の手術予定であったが、私は男児が気になって仕方なかった。当然のことながら来沖できなかった。心配していると電話がかかってきて、命からがら避難して家族全員無事であった。

それから数カ月後に来院し、手術を無事受けて帰宅した。

半年後には、検診受診している。言葉はまだ発しないが、声が出るようになった。はっきりした言葉ではないが、声を出して動物の名前を言おうとする。術前は、眉間にしわを寄せていたが、表情が穏やかになった。意思表示ができる。パニック激減。以前、赤ちゃんの泣き声でパニックを起こしていたが、今は起こさない。じっと座っているので、CTも麻酔なしでできた。弟と遊ぶ、家族と一緒で楽しい時間を持てる。こう母親は話していた。

術後ほぼ1年の検診では、診察室でもおとなしく座っていた。言葉は、一言一言、真似て発音。理解がよくなる。奇声がなくなった。表情がさらに柔らかくなった。弟と始終遊ぶ。自己主張ができないためか、自傷行為はまだある。リスパダールは術前と同じ量を飲んでいる。

2017年2月8日に電話で様子をうかがってみた。術後5年半を過ぎている。母親は「現在12歳で言葉は出せませんが、理解力は向上しており、ひらがなが読めるようになりました。多動はありません。リスパダールは継続して使用しています」と語ってくれた。

5歳の男児

最後にもう1人。5歳の男児である。術前の問題点として、言葉は単語で10個以上ある程度、これらを使って何とか2語文を少し発声できる状態であった。発音も悪い。理解が悪く両親の言っていることに反応しない。怒りっぽく、ちょっとのことでプンプン、イライラしていた。兄弟と遊ぶのが困難であった。睡眠は、夜中に起きてギャーと泣き出す。夜驚症である。一晩に数回起こすときもある。多動はない。階段を一歩一歩下りられない。運動教室で指示が通じない。野菜をなかなか食べてくれない。このような状態で手術となった。

術後1カ月で会話が成立している。発音も改善。夫婦喧嘩の仲裁に入ることができる。運動教室での指示を理解するようになった。ピーマンも「食べて」と言えば食べてくれる。

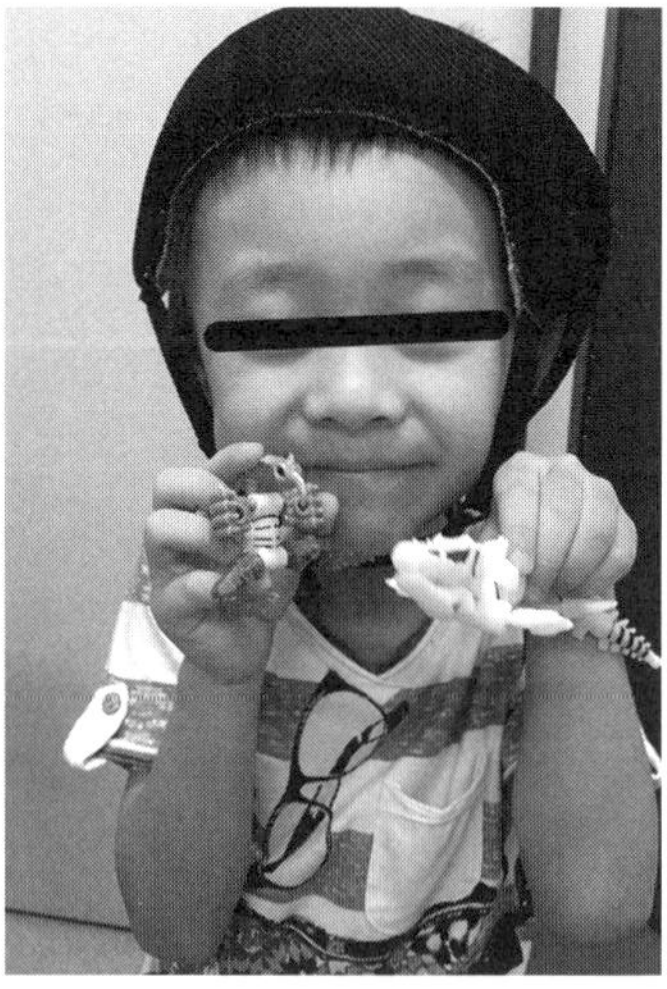

術後３カ月。手に持っているのはプラモデルの作品

術後3カ月では、言葉数がかなり増えた。4語文も出るので会話ができる。発音がさらに改善。1人遊びが多かったが、今は兄弟や友だちと遊ぶ。「待って」に応えられる。睡眠は良好となり、夜驚症がなくなる。ニコニコして夢を見ているのがわかる。ひらがなが書ける。20まで数字が書ける。絵が上手になった。プラモデルが非常に得意で複雑でち密なものがつくれる。偏食も改善。ピーマンだけでなく他の野菜も食べられる。

術後8カ月。言葉がまだ少し遅れている感じはある。運動面は問題なく向上して、運動教室では跳び箱の技を披露するようになった。集団での活動に参加でき、問題なく課題をこなす。来年は普通小学校と認定された。

術後1年には、もうほとんど普通の子どもになっている。理解が少し悪いので療育が必要である。術後1年半には、小学1年生になり、学習面は母親が面倒みている。日常生活に特に問題なし。プラモデルなど工作が好き。

2016年11月7日の琉球新報に、普通小学校に問題なく通っているという記事が掲載された。

第8章

症状とメカニズム

2017年12月時点で、私が執刀した症例は574例になっていた。これらの症例の「症状の改善度」をまとめてみた（表1）。

症状別にかなりの改善度が得られている。

退行とは、成長の過程で失っていく現象である。例えば、「バイバイ」ができていたのができなくなったり、言えなくなるなどだ。これは、私が医者として受けた教育の上では事件に相当する。つまり、何か進行性の悪い

表1　症状の改善度（574例2017年12月末まで）

症状	術前例	術後改善例（%）
言葉の遅れ	544	393（72）
運動遅滞	166	130（78）
多動	439	374（85.2）
自閉傾向	363	257（71）
自傷行為	153	142（92.8）
パニック・イライラ	251	238（94.8）
睡眠障害	150	144（96）
偏食	88	77（87.5）
頭痛	10	10（100）
嘔吐	17	17（100）
退行	121（21）	

病態が脳に起きていることを意味している。

このことをご両親が訴えてきたら、積極的に何が起きているのかを、検査しなければならない。軽度三角頭蓋症例のなかに121例（21％）とかなり高い率で現れている。

これは驚きに値する。いろいろな検査を行って軽度三角頭蓋の所見しか見つけ出せなかったら、これは治療に値すると考えてきた。

次に術後改善が、誰が見ても「改善」と評価できる場合と、何らかの症状が改善したという症例を「やや改善」および「改善なし」としてまとめてみた（表2）。

78例が普通小学校へ進み、現在は大学卒業生も出ている。医療経済学的に考えて、大き

表2　症状の改善状態（574例2017年12月末まで）

症状	術後例	%
改善	281 （78例が小学校普通クラスへ入学）	49
やや改善	269	47
改善なし	24	4.2

な功績ではないだろうか。

では、なぜ患児らの症状が良くなるのか？そのメカニズムについて考えてみよう。

ほとんどの患児が1歳半を過ぎてから、いろいろな症状が発現してくる。よく見られる症状を同僚の小児科の先生がまとめ、解説図に示している。

対人関係、行動、運動および情緒などは、前頭葉に由来する症状である。生活習慣でも聞き分けが良くなった結果から改善しているると考えれば、やはり前頭葉の機能改善ということになるのでないか。睡眠や偏食についても解説している。

患児たちの術前3D‐CTの所見で、前頭

対象例でよく見られた症状

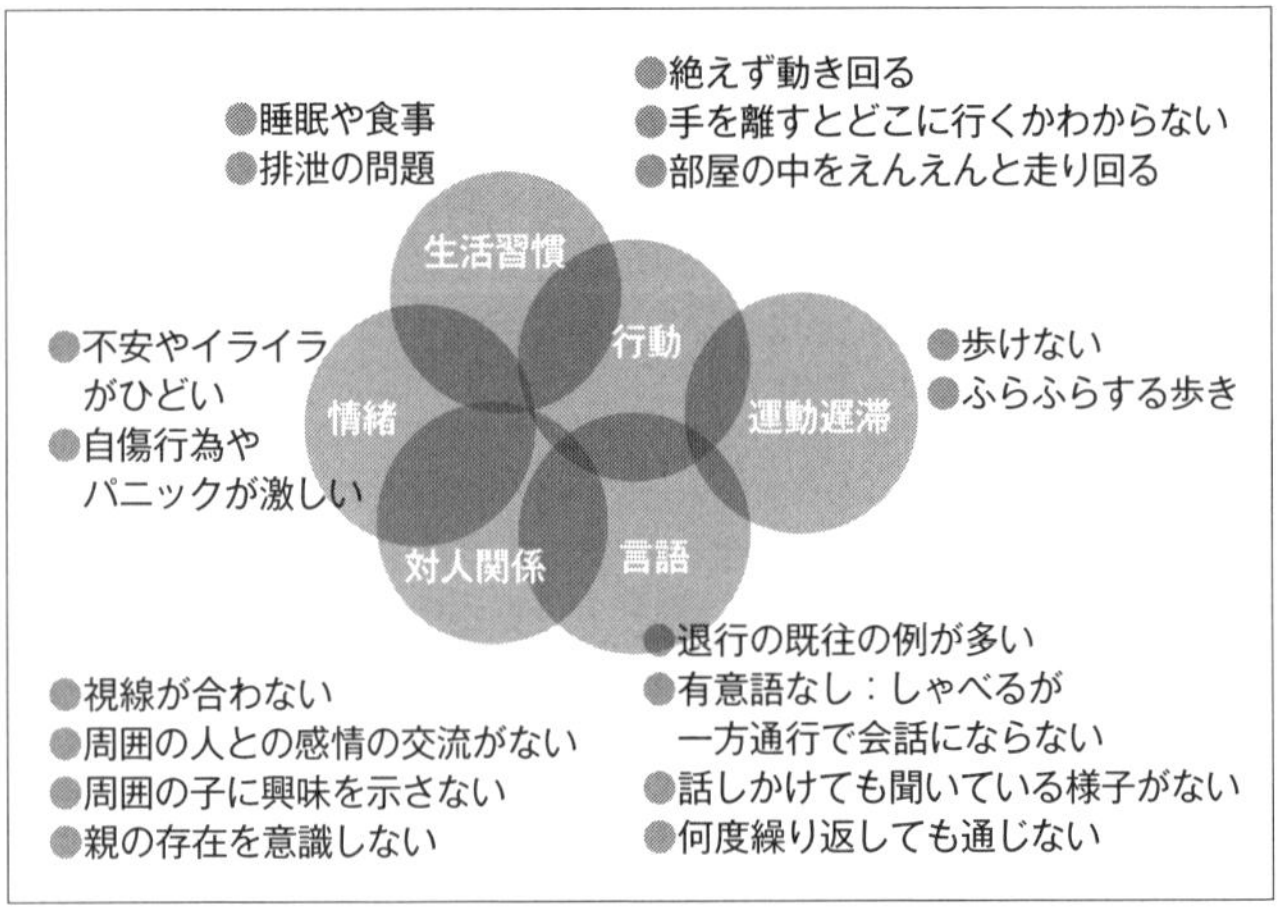

部（画像①、②の矢印）と前頭葉の座る椅子である前頭蓋窩（画像②の矢印）がかなりの狭小化の所見を示している。さらに、脳側の頭蓋を描写した3D-CT（画像③、④）では、凸凹の指圧痕[★1]が頭蓋全体に描写されている（矢印）。この所見は頭蓋内圧の高いことを意味している。術後6カ月の3D-CT写真では、前頭部や前頭蓋窩の拡大が見られ（画像⑤、⑥）、さらには指圧痕の減少（画像⑦、⑧）もわかる。これは頭蓋内圧の減少したことを意味する。

術前MRI（101ページ画像⑨で上方が前頭葉）と術後MRI（画像⑩）で前頭葉が拡大しているのが明白である。

これらの所見から、術後、前頭葉の機能の

術前3D-CT

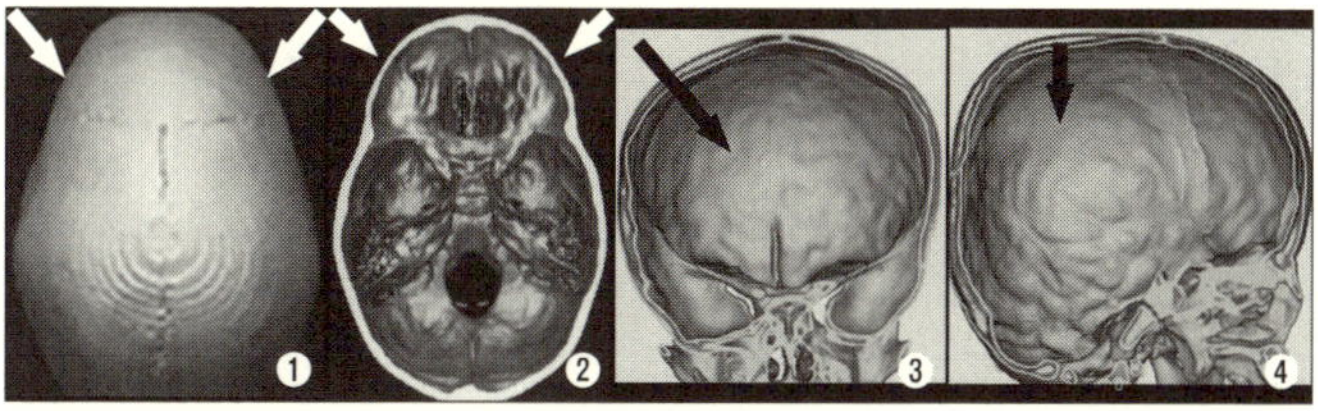

術後6カ月3D-CT

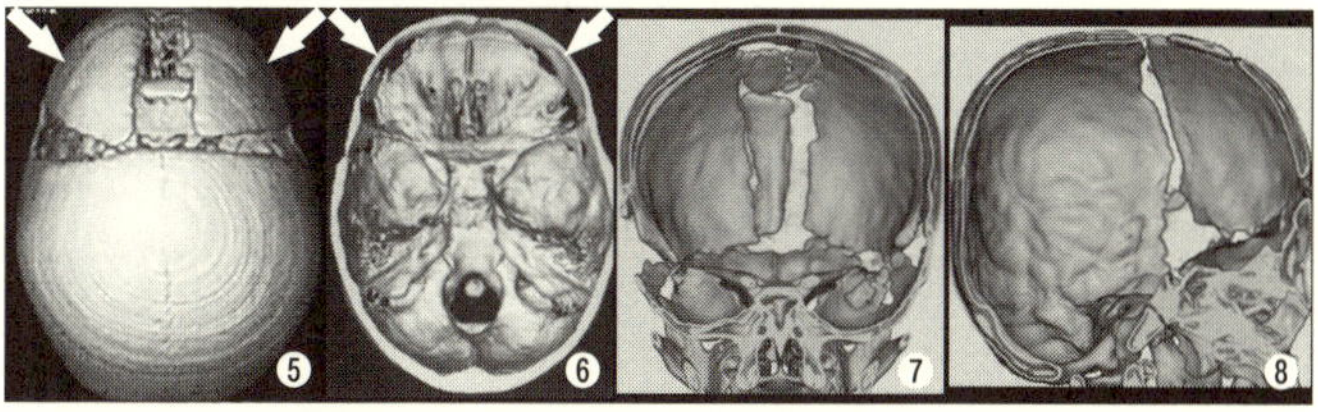

★1　頭蓋内圧が高いと心臓の拍動で脳が膨らみ頭蓋骨を打ちつけるので、脳の形をプリントしたようになる。通常のレントゲン写真を見ると粘土に指で押したような跡に見えることから指圧痕と呼んでいる。

改善が見込めることを意味している。なおかつ、前頭部の狭小化からくる2次的な頭蓋内圧の亢進が改善され、脳機能全体のアップにつながることを意味している。

手術で重要視している点は、前頭蓋底の拡大を目指すことである。手術する子たちの前頭蓋窩は狭く、特に蝶形骨（画像⑪）の部分が内側に変移している（画像⑫の三角部）。この三角で示した部分を削除し、眼窩上縁（眉毛の下の骨）を一塊にして取り出し、やや前方に移動して止める。こういう手術法で前頭蓋窩の拡大を図る（画像⑬矢印）。

手術中に観察する患児たちの蝶形骨縁は、異常な形態を示していることが多い。非常に薄く、5～10㎜幅と広い（102ページ画像⑭矢印）。通常はせいぜい2㎜程度の幅である。手術時の画像でもわかるが、この蝶形骨縁が前頭葉と側頭葉の間にはまり込んでいて、それを除去すると、前頭葉を紐でしばりつけたような跡が見える。手術では、この蝶形骨縁を含め、前述したように蝶形骨大翼と小翼も大部分を削除するので、弁蓋部（画像⑮矢印）が減圧される。その結果、弁蓋部の拡大（画像⑯矢印）が術後ＭＲＩで確認できる。

最近、自閉症のメカニズムを示唆する論文が出てきた。それはミラーニューロンという、

術前MRI

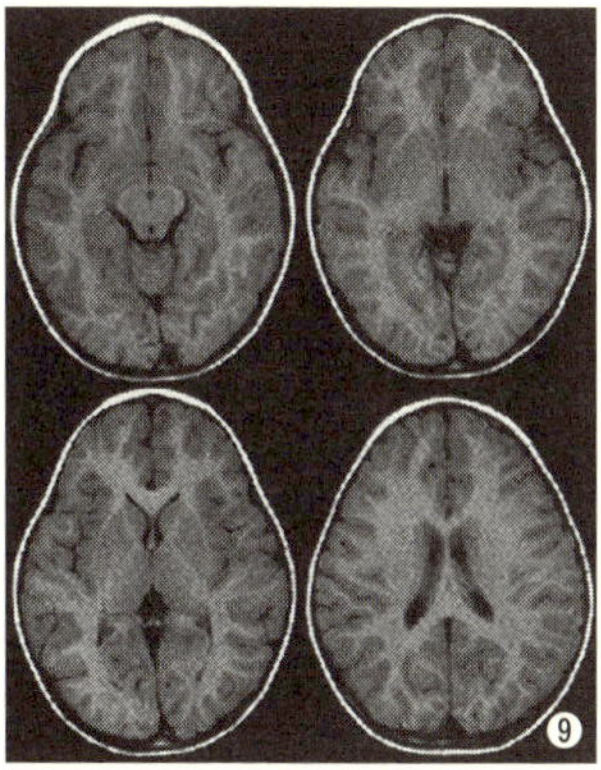

術後MRI

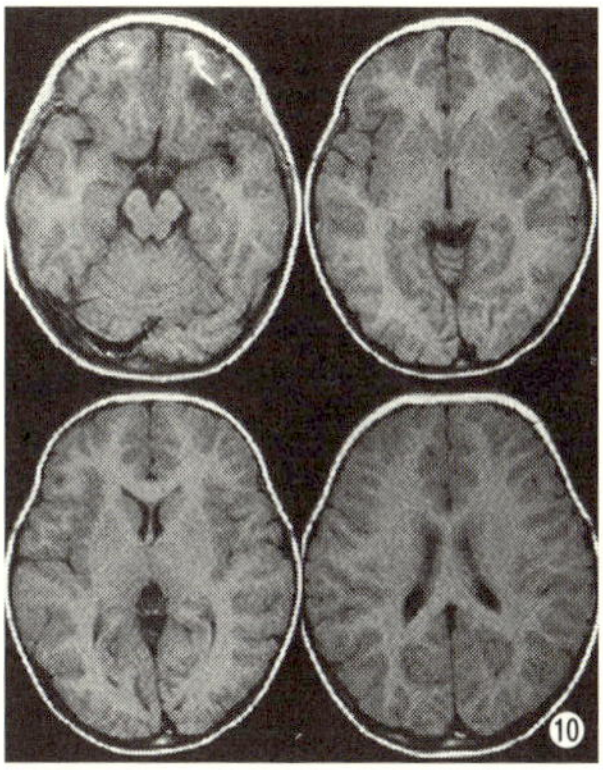

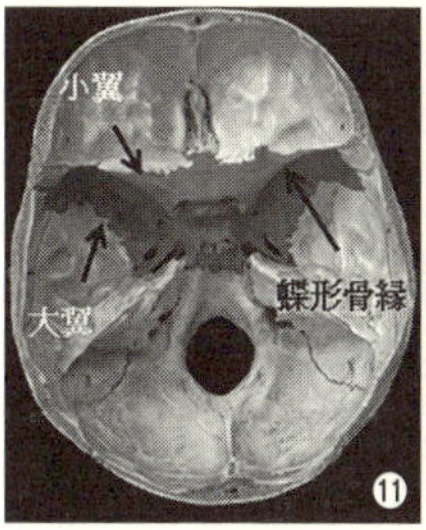

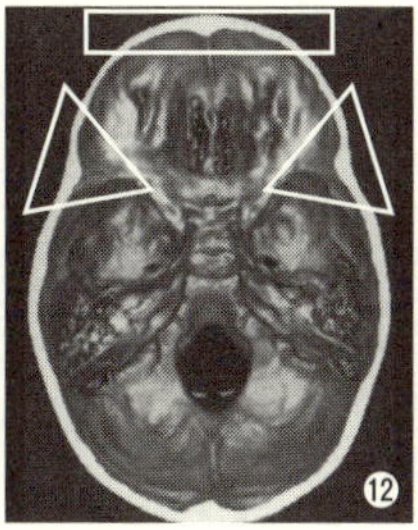

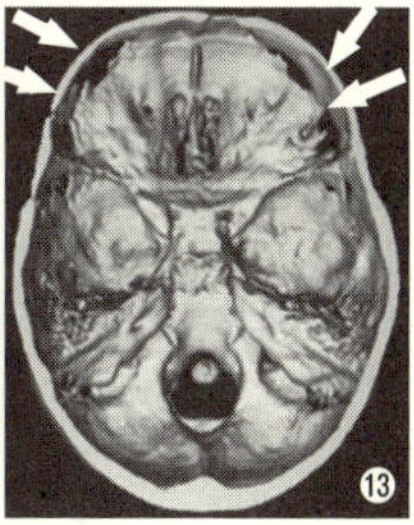

画像11: 正常な頭蓋窩。色の濃い部分が蝶形骨
画像12: 手術で削除する蝶形骨の部分（三角）。凹んでいるこめかみの部分に当たる。眼窩上縁を一塊にして取り出し、やや前方に移動して止める
画像13: 術後前頭蓋窩の拡大を見る（矢印）

ものまね脳の中枢が存在し、その血流低下が自閉症に関係するという論文である。

ミラーニューロンは、イタリアのリゾラッティによって約20年前に発見され、心理学者の間ではノーベル賞級の業績と言われている。

簡単にその機能を紹介しておこう。赤ちゃんを笑わせようと笑顔を向けると、赤ちゃんも笑う。赤ちゃんだけでなく、目の前の人が笑ったら自然に自分も笑顔になる。駅で知らない人がゴルフクラブを振るしぐさをしていると、自分も無意識にそのしぐさをしている。あるいは、上司が何を考えているだろうと、顔色をうかがい推察する。これらがミラーニューロンの機能である。この機能は、子どもが発達していく上で非常に重要な役割を果た

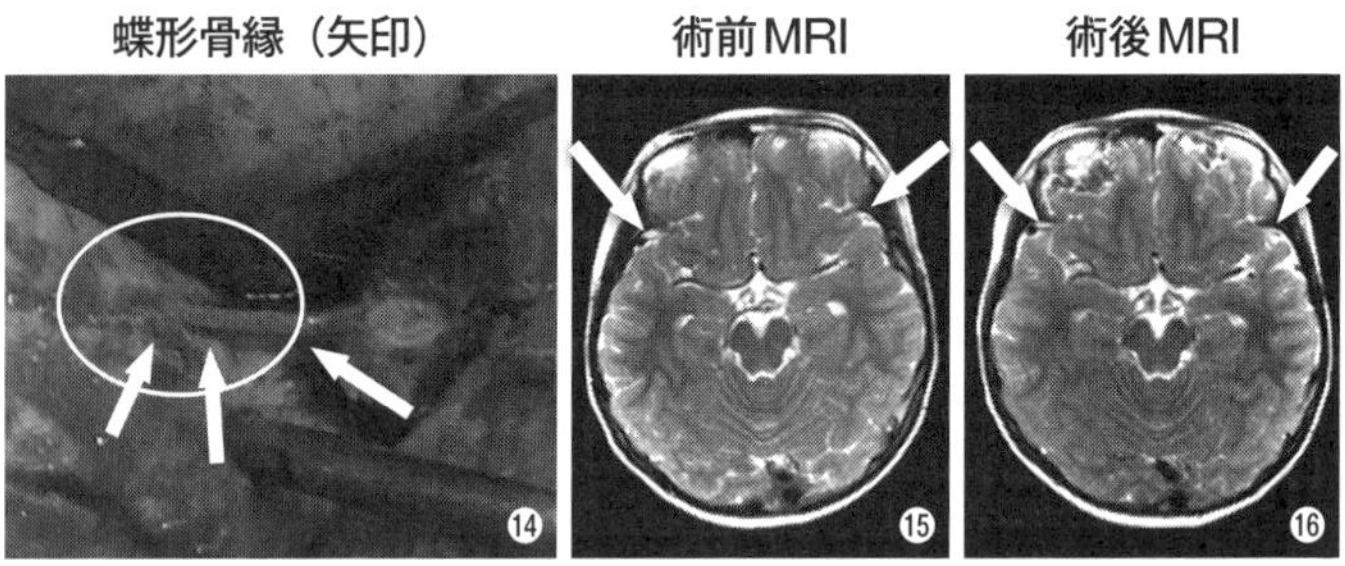

しているのである。10年くらい前から、UCLA・ダプレット教授たちの心理学教室からミラーニューロンと自閉症との関係が言われ出した。アスペルガー症の患児に脳血流を調べる検査であるF-MRIで調べた結果、ミラーニューロンの血流低下の所見を得て、その部の機能低下が自閉症の原因ではとの報告をしている。

※Dapretto M, Davies MS, Pfeifer JH, Scott AA, Sigman M,Bookheimer SY, Iacoboni M (2006) Understanding emotions in others: mirror neuron dysfunction in children with autism spectrum disorders. Nat Neurosci 9:28–30

ミラーニューロンは弁蓋部と呼ばれる部にあり、こめかみの内側部に位置している。軽度三角頭蓋を持つ患児たちは、こめかみの凹みが特徴的であり、解剖学的には、蝶形骨の部分にあたり、手術でその部分を削除することで、弁蓋部の圧迫を取り除くことになる。術前、圧迫されていた弁蓋部が、術後に圧迫が解除されることにより、その部の機能改善となる。それが現実的には自閉傾向の改善につながっていると、私は確信している。

初期の症例で開頭するや否や脳が膨隆し、拍動する現象によく遭遇した。これは頭蓋内圧が高い証拠である。実際に触れても圧が高いと感じた。

若い頃、頭蓋内圧研究に携わっていた経験を生かし、条件設定を行い、50例目からセンサーを用いて術中に計測を始めた。

２０１６年までに４４６例の計測に成功した。約92％の症例で11mmHg以上の高い結果であった（表３）。

頭蓋内に異常な状態がある場合、眠り出すと圧が少しずつ上昇し、夢を見るレム睡眠時に頭蓋内圧が異常なほど上昇する現象が出現する。プラトウ波とは山の頂のような波で、頂上が平坦になっている。睡眠中の矢印の部分が異常な波で40mmHgを超えている値が見られる。

次ページ下図は１９８３年に大学に在籍中の舟状頭症例で24時間計測した例である。レム期にプラトウ波が出現している。40mmHg

表３　頭蓋内圧測定（446症例　2016年まで）

頭蓋内圧　mmHg	症例数（%）	平均圧　mmHg
10 以下（正常と考える）	34（7.6）	8.2
11 ～ 15	115（25.8）	13.3
16 以上	297（66.6）	20.4
高い頭蓋内圧	92.4%	平均脈圧 9.6mmHg（頭蓋内に余裕がない）

平均脈圧とは収縮期と拡張期の圧の差である。値が大きければ、頭蓋内の余裕が少ない。外傷で少量の血腫でも重篤になることを意味する

という値は非常に高い数値で、割れんばかりの頭痛を覚えるほどである。

夜驚の起きている時間帯は夢を見ている時間で、急に圧が上昇するので頭が痛くなり、起きて泣く原因になっていると考えている。術後すぐに夜驚が消失することからも頭蓋内圧と関連していると推察できる。

睡眠障害を調べ始めてから、夜驚症は65例以上の症例を数えたが、うち9例がリスペリドンという抗精神病薬を処方されていた。しかし、術後から不要になったと報告を受けている。

偏食もかなりの率で改善する。口のなかに入れた時の感触や見た目の感じ、および臭い

舟状頭症患児の頭蓋内圧（24時間計測）

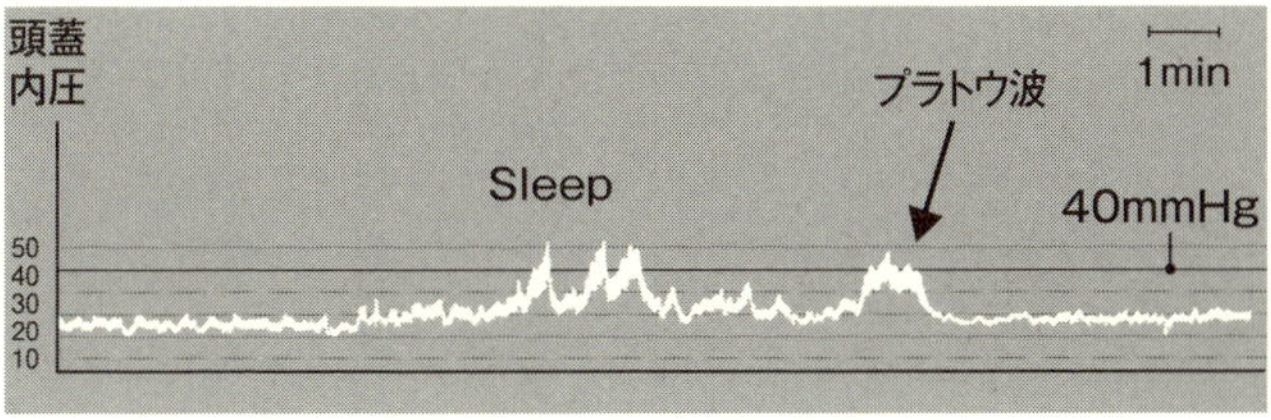

などの感覚が過敏で、受けつけなかったが、術後に感覚過敏が減じ、受けつけるようになると思われる。

〈まとめ〉

（1）前頭部・前頭蓋窩の狭小化を、手術により改善することで前頭葉の拡大を得る。拡大することで前頭葉の機能改善につながっている。

（2）異常な形態をした蝶形骨縁を削除することで弁蓋部（物まね脳＝ミラーニューロン）の圧迫を解除。それが自閉傾向の改善につながっている。

（3）2次的（前頭部・前頭蓋窩の狭小化などの）に亢進している頭蓋内圧が改善されて脳機能全般に良い結果を及ぼしている。

手術のプロセス

手術は、全身麻酔で行う。術中の安全管理と頭蓋内圧測定に必要な動脈ライン（動脈に細めのカテーテルを挿入し、血圧測定をする）の挿入などを麻酔科医が行い、その後、脳外科医が手術の準備をする。ここまで約1時間半かかる。

それから皮切《ひせつ》に入る。左右の耳たぶ上前縁が目安である。皮膚から骨膜まで一緒に翻天《ほんてん》（からめとること）する。頭蓋骨が露出してくるが、ほとんどの症例で頭蓋内圧が高いので、頭蓋骨の小さな穴からかなりの出血がある。止血を瞬時に行いながら、眼窩上縁がしっかり露出するまで頭皮を翻天する。1個小さな穿孔《せんこう》（穴）を開けて、頭蓋内圧を測定する。

麻酔科医は、脳外科の手術の場合、手術がしやすいように頭蓋内圧を下げるため、少し肺を大きめに膨らましている。しかし、その状態だと、動脈の炭酸ガス圧が下がっているので、肺の膨らましを減少させ、日常の炭酸ガス圧に調整して頭蓋内圧の測定を行う。

測定が終わるとすぐに元の炭酸ガス圧に戻してもらう。その後、たくさんの穿孔を行い、そこから細い棒のような道具で頭蓋骨の下の硬膜を剥離していく。縫合線の下と正中部の静脈洞は剥離が困難な場合があるので、細心の注意を払いながら行う。

次に高速ドリルで開頭を行う。前頭骨を一塊にして取り出す。すると、硬膜に包まれた脳が露出する。多くの場合、強く拍動して表面を触ると圧が高く感じられる。硬膜や骨からの止血を完全に行った後、蝶形骨大翼・小翼の削除を行う。これで側頭葉の拡大が得られる。

さらに蝶形骨縁の削除を行う。これは薄くて幅が広くなっており、前頭葉と側頭葉との間に食い込んでいるので、これを解除することで前頭葉の拡大をさせるのである。

次に眼窩の上部を両側一塊にして取り出す（オルビタール・バー＝orbital barと呼んでいる）。この際、眼窩の天井も三角形にして取り出している。両側の眼球が、膜に覆われているが、かなりの部分、露出する。古い文献に眼窩天井にも縫合線があり、これも癒合しているとのことなので、この術式を採用している。オルビタール・バーを戻す際に、約5㎜前方に移動する工夫をしている。

その後、頭蓋冠をトリミングして戻す。これで脳に悪影響を及ぼしている要素は取り除いたことになる。翻天していた皮膚弁を3層に縫合して終了である。

この手術手技の基本は、シカゴのレモンディ教授のそれである。彼が最初に導入した症例に私も参加していたので、強烈な印象となってよく覚えていた。この手術手技は、すぐに『Journal of Neurosurgery46：210 - 214』に掲載された。

この恩師の手術手技、特に蝶形骨縁を削除することを忠実に守ってきたことが、軽度三角頭蓋の手術成績に大きく関与していると考えている。さらに、この手技は眼窩の腫瘍にも非常に良い方法で、帰国後も何例かの眼窩腫瘍摘出に応用してきた。

もう1つ余談だが、私が重要な器具と考えているセル・セーバーについて追記しておく。

次ページの写真の器具は、術場で出血した血液を吸引してこのセル・セーバーに流すと、生きた赤血球のみを選別してくれる。これを

術直後の3D-CT

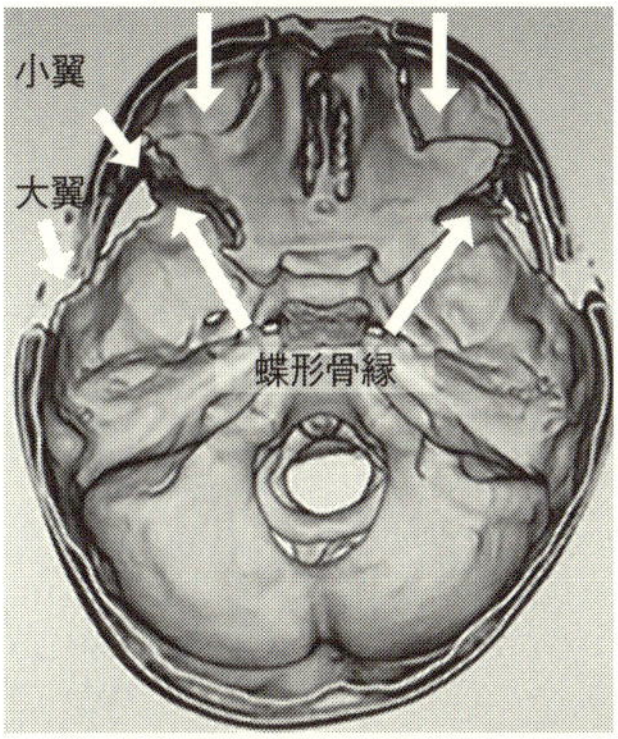

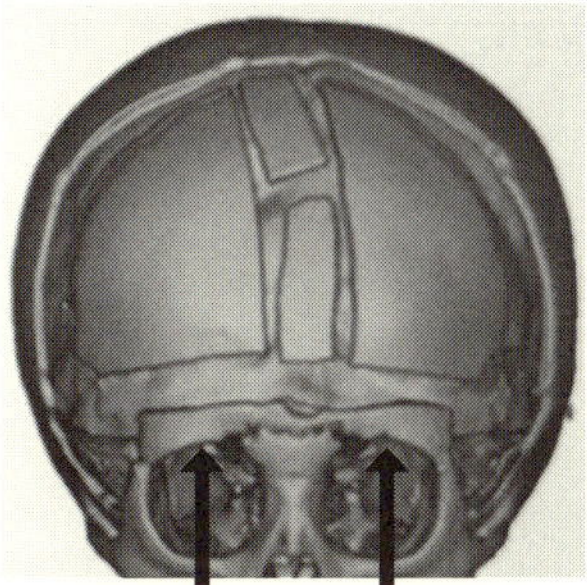

左：蝶形骨大翼・小翼。蝶形骨縁の削除と眼窩天井の切り込みを示す
右：眼窩上縁部の骨（オルビタール・バー）を戻し、前頭骨をトリミングして戻したところである（手術最終画像）

麻酔科へ送ると麻酔科の先生が、適切な時期に患児へ戻してくれる。多ければ出血量の半分、少なくても3分の1くらいは戻せるので、この器具を使用してからは、輸血の症例が激減した。

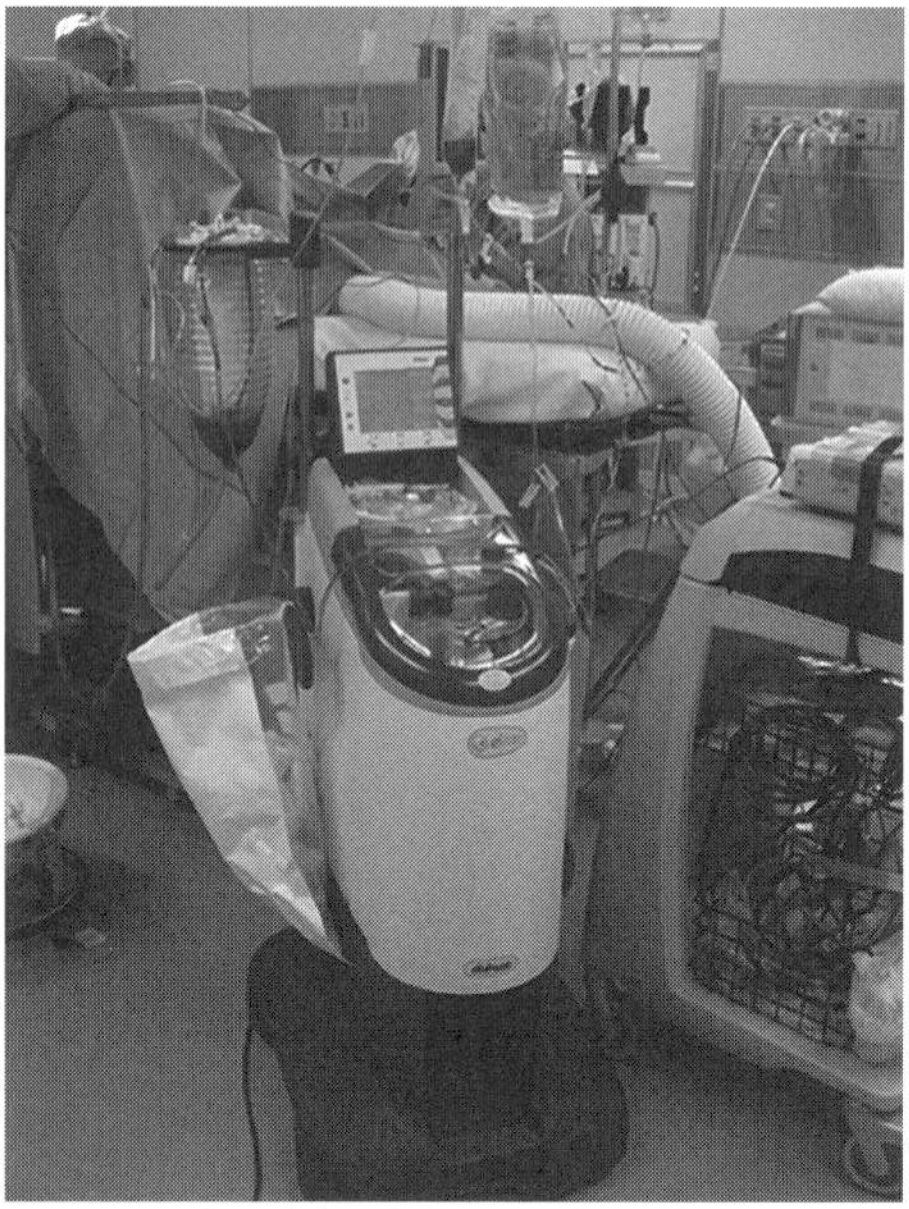

セル・セーバー：術中に出血した血液から生きた赤血球を選別してくれる。これを患者に戻せば自己血輸血となる

第9章

不変例……なぜか？

現在、574症例を数えているが、どうしても症状の改善が見られない不変例が出る。術前検査は、改善例と同じ所見であるにもかかわらず発生するのだ。その何例かを紹介しよう。

4歳の男児

4歳、男児。有意語なし、凄まじい多動、指さしができない、歩き方は横に歩くのでまっすぐ前に進めないなどの状態で受診している。

検査をして軽度三角頭蓋と診断した。ご両親は、手術に積極的に賛同したので、5歳4カ月で手術を施行。術後はまっすぐに歩けるようになったが、言葉は出てこない。多動はまったく不変の状態が継続した。そして、術後1年間は受診していたが、その後途絶えてしまった。

ところが19歳になって、いままでの症状に加えて全身痙攣《けいれん》を合併したということで来院。このときは抗痙攣剤を処方し、痙攣を抑えることができた。しかし、彼の状態は以前同様に有意語なし、多動、他人の顔を見ないなどの症状であった。

とりわけ問題なのは、大きなフォークを持っていないと落ち着かないということで、常にフォークを持ち歩くのである。人に危害を加えるわけではないが、複数の付き添いがいないと一般病院での診察は困難と判断、精神科病院で診てもらうように指示した。精神科病院では、抗精神病薬のリスペリドンを処方されて幾分か落ち着いている。採血時は5人がかりで抑え込まねばならないという。

この男児を手術した2001年当時、夜驚が軽度三角頭蓋の症状とは、私は、まだ気づいていなかった。その後に認識したことである。この男児も術前は夜驚があって、父親の最大の悩みだったが、術後すぐに消失した。

ご家族は、こうしたことがあったので、手術で幾分か改善したとの認識である。しかし、私は、全体的な彼の持つ症状から不変とした。現在は、特別支援学校を卒業して、昼間は施設に預けているが、家族と生活している。

2歳6カ月の男児

次の症例は2歳6カ月の男児で、他の病院で自閉症ではないかと診断されていた。診断以降、ABA療育[★1]を始め、何とか2語文が少し言えるようになっていた。

父親は、医療関係者で、十分に調べて大阪から私どものこども医療センターに来ていた。男児が受診したこの時点で、すでに3歳10カ月になっていた。ある程度、指示は通じるが、自分の要求が通らないときには床などに頭を打ちつける。凄まじい多動である。例えば、興奮したときや自分の好きな電車が通ったとき、あるいはビデオで好きな場面が出たときなどは、両手をヒラヒラさせ、体をクルクルと際限なく回し、奇声を上げるなどの症状を呈していた。

3D-CTの結果、軽度三角頭蓋であることを診断した。指圧痕も多く頭蓋内圧の高い可能性もご両親に伝えた。すぐに手術に同意していただき、同年12月、患児が4歳になるときに手術予定が組まれた。他の検査でも問題なく、手術を施行した。

術中に頭蓋骨からの出血が多量にあり、これをていねいに止めながら手術を進めていった。頭蓋内圧を測定すると、予想通り高く、平均圧で18mmHgを記録している。正常圧は、平均10mmHgまでとしていた。頭蓋内圧が高いと脳からの血液が正常なルートを経由で

★1 Applied Behavior Analysis（応用行動分析）の手法を用いて行う療育。

きずに、脳から骨、骨から頭皮への流れができ、術中の出血につながるのである。

ともあれ、手術は無事に終了した。入院中は何事も起こらず退院。術後、症状の変化は、睡眠が改善した以外、何の変化もないというのがご両親のご意見であった。頭蓋内圧を改善したということでご理解いただいた。


これまでの574の治療例で、25人が、私にとって改善が極めて不十分あるいは不変となっている。いろいろな因子を検討したが、いまだ改善する例と不変との違いを見つけ出せていない。ただし、不変のすべての例で唯一共通している点は、症状が重いということである。とはいえ、症状が重い例でも改善する例が多数存在するので、これをもって手術しないというわけにはいかない。どう振り分けるのか今後の大きな課題である。

脳外科医にとって、頭蓋内圧の高い例が、手術適応の最良の因子と考えるが、私の症例では、圧が高い例で不変例もあり、圧のみでの選別は不変例を生み出すことになりかねないと考えている。

現時点で症状発現の重要な因子は、形態学的な脳の長期的な変形にあり、その解除が症状改善に大きく作用していると考えている。

第10章

応援団としての〝長崎三角頭蓋の会〟

長崎から来た2人の患児の件が、手術成功例としてNBC長崎放送のテレビのニュース番組でかなり詳しく取り上げられ、その後、TBSでも全国放送された。

最初の患児、Kちゃんは8歳で受診、一目見ただけで三角頭蓋と診断できる典型例である。写真は、母親が提供してくれたお腹のなかにいる彼女のエコー像だ。三角形の額が鮮明に映っている。こうした例は生後3～8カ月以内に手術しなければならないが、8歳まで治療していなかった。

初診時の所見は、単語が10語以内、凄まじい多動で外食もできない、パニックや癇癪が起きると寝転んで暴れ回り手がつけられない、頭を強打する自傷行為もあった。

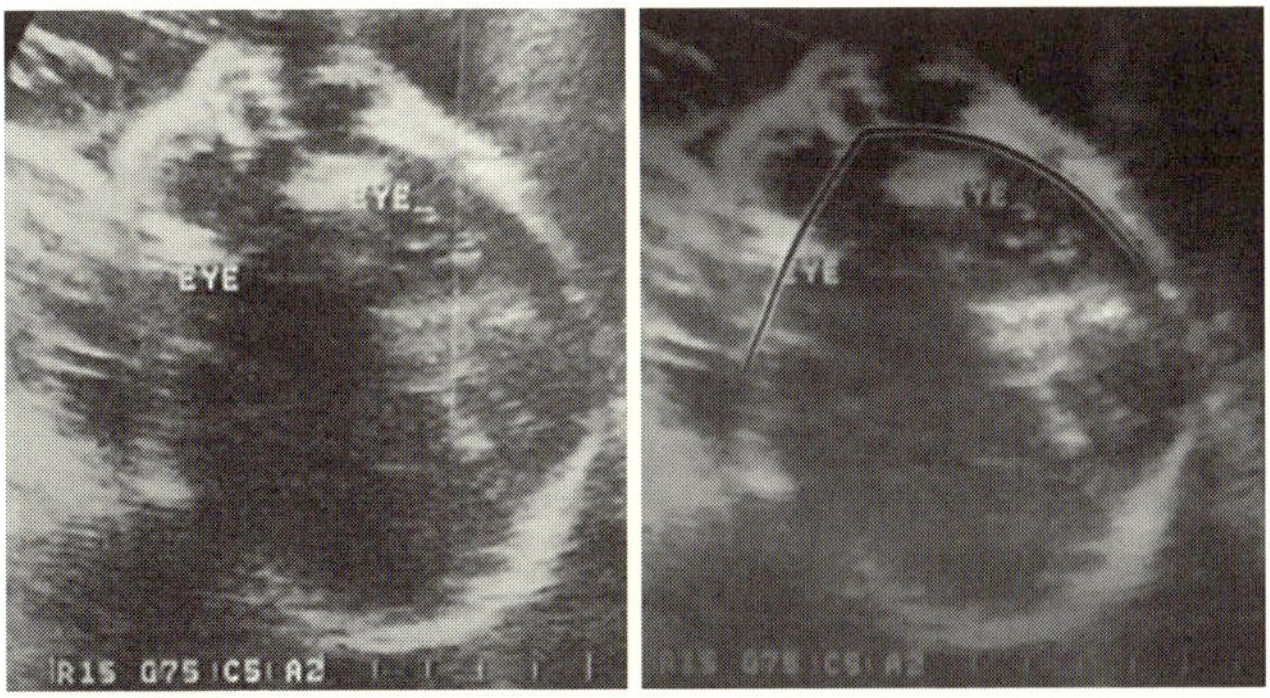

左：エコー像
右：太い線で額をなぞってある。きれいな三角形であることがわかる

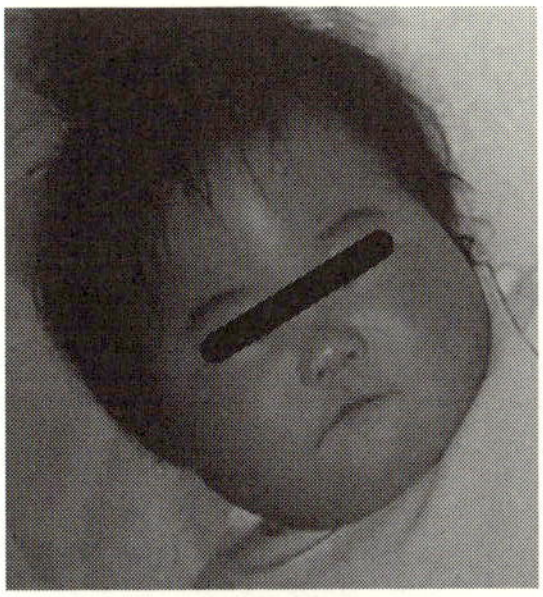

左：生後間もないときのＫちゃん。額中央にリッジが見える
左下：8歳の時の3D-CT。額部分はほぼ三角形
右下：前頭蓋窩の狭小化（矢印）

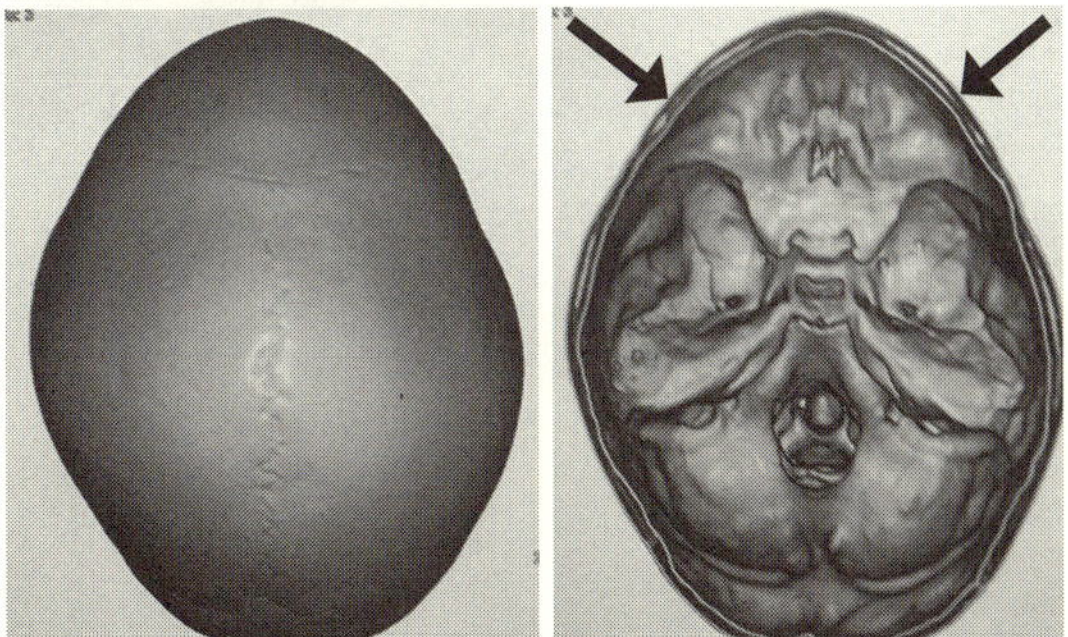

「何度も子どもと一緒にマンションから飛び降りようかと思いました」

母親は、こう打ち明けた。

診断は3D-CTで明らかに典型例の三角頭蓋であった。

手術は8歳8カ月に施行された。圧はやや高めで、出血がひどかった。ていねいに止血して額の部分の形成を行った。

術後半年に受診した際、言葉はまだ改善が見られないが、多動と自傷行為およびパニックはほぼ収まっていた。ニコニコとパソコンを使っているという。その後も言語訓練を継続して、少しずつではあるが、言える単語数が増えていった。

1年後には絵が上手になり、学校の行事に

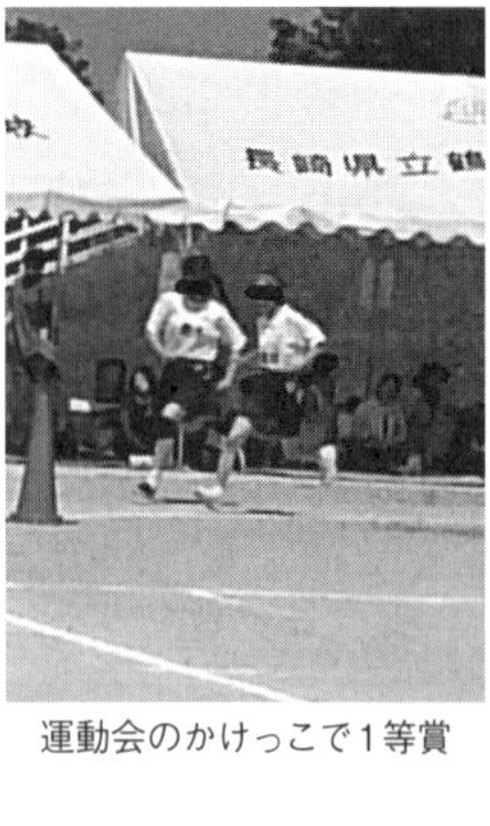

運動会のかけっこで1等賞

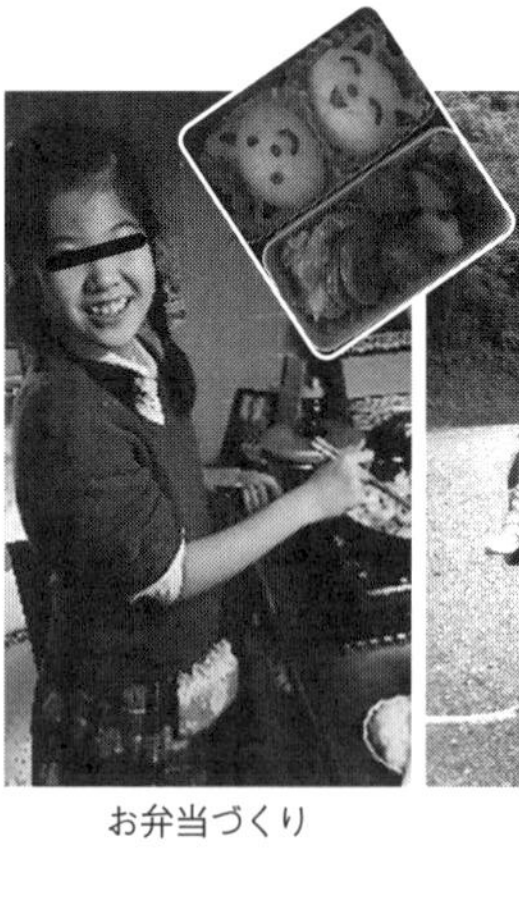

お弁当づくり

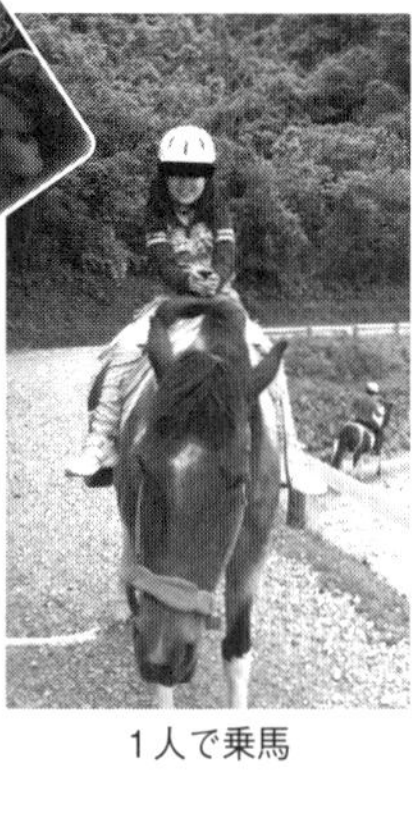

1人で乗馬

積極的に参加できるようになっていた。運動会でのかけっこも1等賞だったと報告がきた。乗馬にも挑戦して1人で乗れるようになった。女の子らしくオシャレをするようにもなっていた。15歳になった現在は、主に単語を並べるだけだが、お願いごともできる。感情を表現するような言葉も出せるようになっている。ときに2語文で、一日中おしゃべりをし過ぎて、母親から「うるさい……」と。

こうした典型例の患児が、毎年のようにこども医療センターを訪ねて来る。下の写真は、東海地方から来た3歳の男児Kくんである。言葉はなく、寝返りがやっとできる程度で、よだれがひどい状態であった。額のリッジは

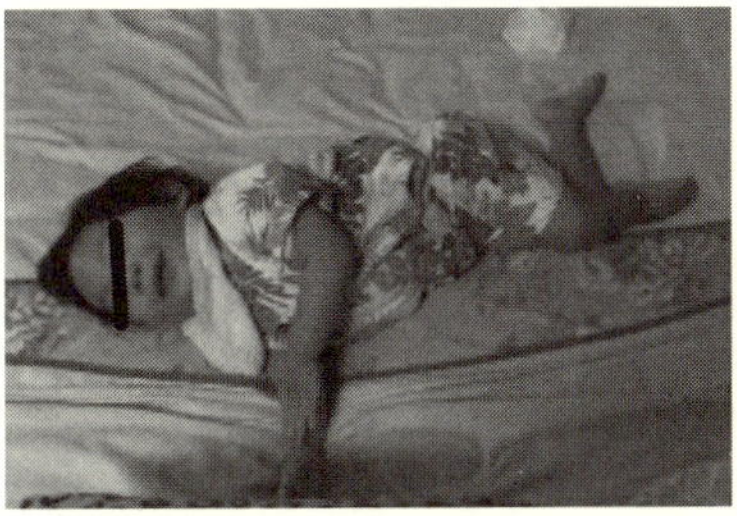

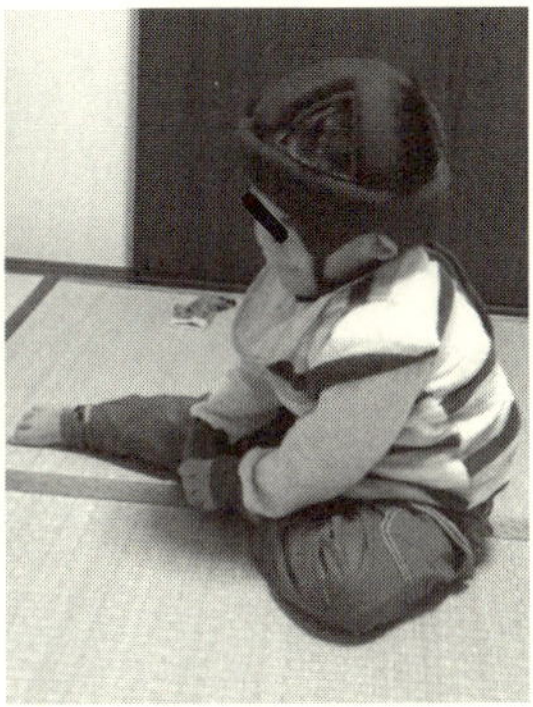

左：術前で寝返りがやっとの状態。よだれがひどい

右：術後1年でお座りができるようになったKくん。理解力が向上

明瞭で、まさに船首状の変形、一目で典型例の三角頭蓋と診断できた。

ところが、術後1年で、何とかお座りができるようになり、ご両親の言うことを幾分か理解できる状態になっていた。

このような三角頭蓋の典型例でありながら、有名病院あるいは大学病院小児科で受診した後、かなり年数を経て我々のところに受診してくるのである。実に情けなくさびしく思う。

友人の1人は「日本は後進国だから」と言い切るが、我々の努力不足ではないかと痛感させられてしまう。

長崎のもう1人のHちゃんは軽度三角頭蓋である。乳児期にリッジを確認して、三角頭蓋であると大学病院の医師に指摘されていた。乳児期から2歳まではゆっくり発達していたが、2歳から多動、パニック、自傷行為が始まり、夜は寝ない、朝起きたときから泣いたり泣き叫んだり、言葉が出ないなどの症状が発生した。

「あんなに育てやすかった娘が変化していった。2歳を過ぎた頃から、いつかは普通になると信じて療育するもなかなか進まない」と母親は語った。

あるとき、母親は、ネットで私のことを知って5歳で受診した。発語は30語ほどで、しかもよく聞き取れない。

こうした子どもを持つと、外部からはなかなか理解できない状態なので、母親に誹謗中傷が向けられることが多い。

私が「たいへんでしたね、お母さん」と声をかけると泣き出した。母親の苦労がどれほどのものか。胸が詰まる。3D‐CTで軽度三角頭蓋と診断して、十分な説明をし、承諾を得て手術となった。

母親のメールより

娘のHが病室に戻り、麻酔から覚めて「イタイ」「アツイ」「ゲー」「ママ」を繰り返しながら夜が明けました。目は腫れて涙だけ。目が開かない。嘔吐する。頭が腫れる。4日後に目が開きました。1週間後には自分で食事をし、腫れもだんだん引いてきました。

お散歩もできるようになりました。

　気づいたのは、娘が穏やかになっていること、ベッドの上で45分集中してビデオを見ることができたこと。2週間後の退院の頃には腫れも引き、食事も行動もいつも通りにできるようになり、退院後の療育の大切さを言われました。

　長崎へ帰る飛行機ではジッとしていました。行きはパニックだったのに。通っていた保育園に早めに登園を再開し、センターで言語療法や作業療法をし、座っていられることができ、自傷行為がなくなった。そして寝てくれる。頭が痛いと言って泣くことがなくなった。言葉も少しずつ出てきた。生活は忙しくなったけど、心の平穏が感じ

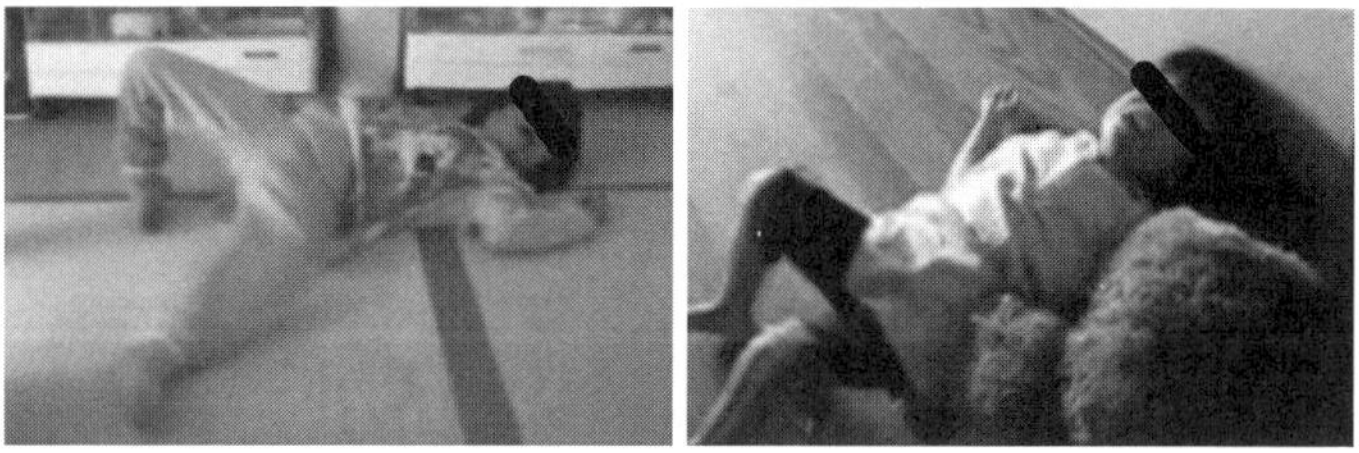

術前のHちゃん
左：パニックを起こすと30〜60分も泣き止まず、終いにはかかとから血が出る
右：壁に頭を打ちつける自傷行為

られました。

現在、オペをして7年が経ちます。知的に遅れはありますが、普通に会話して、ピアノが好きな女の子です。今は夏休みで、朝、ラジオ体操に1人で出かけ、お友だちと遊んでいます。お手伝いが大好きで簡単な食事もつくってくれます。

オペをしていなかったらどうなっていただろう？ こんなに成長したのかな？ それともあのまま大きくなったのかな？ など考えます。

オペをしていただいて良かった。意を決して初めて下地先生に電話して30分ほど話をし、初めて来院して丸1日かけて説明をしてくださったおかげで、手術に踏み切っ

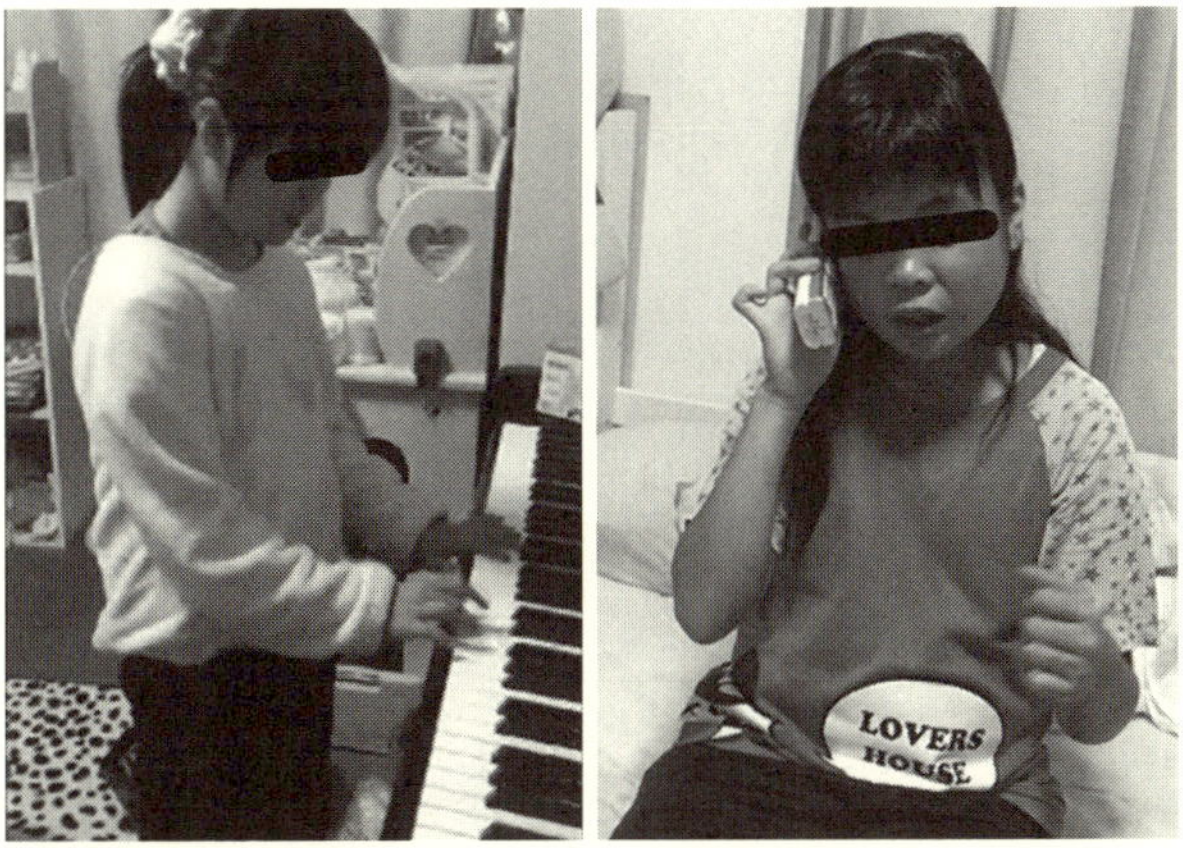

術後6年目のHちゃん
左：ピアノを上手に弾くことができる
右：電話で料理の作り方を説明している。日常の会話は問題なくできる

た時のことをいつも思い出します。

2016年8月6日

この長崎の2人が、私への感謝ということで〝長崎三角頭蓋の会〟を立ち上げて、情報提供をしている。その後、数人が長崎三角頭蓋の会の紹介で私のもとを訪れている。

川淵賞受賞　報道の威力を知る

三角頭蓋手術に対する私への批判騒動がひとまず落ち着いた2001年。私は、国際学会での発表を機に英文で論文を書き始めた。苦労しながら書き上げ、アメリカの方に添削してもらって投稿した。

2002年、その論文が、国際小児脳神経外科学会誌『Child's Nervous System』に掲載された。翌年、年が明けて間もなくだった。日本の小児神経外科学会誌の編集長から電話がかかってきて、いきなり祝福された。

「おめでとう、川淵賞受賞です」

川淵賞とは、日本小児神経外科学会の最優秀論文賞である。群馬大学・脳神経外科の川淵純一教授が、不幸にも事故死されたときに、小児脳神経外科の発展を願って、ご家族が基金を設立してつくられた賞である。

新潟で行われた学会で、会長から賞状を授与された。その挨拶で「今年、60歳で還暦を迎えます。こんな年寄りが大そうな賞をいただくことになり申し訳ないという気持ちです」と言ったように覚えている。

この受賞がきっかけとなり、沖縄タイムスと琉球新報が何度も三角頭蓋に関する記事を掲載してくれた。沖縄タイムスの記者には、実際に手術を数例、取材してもらい、記者の目で患児たちの事実を記事にしてもらった。

この少し前になるが、2000年に沖縄NHKテレビのニュースでも取り上げられ、3分ほど紹介された。そのニュースの記事が、深夜の全国放送のラジオで流れた。その放送を祖母が聞いたといって、名古屋から8歳の女の子がやって来た。この女の子が本土からの最初の例である。

その後、ラジオ放送と地元の新聞記事を見たということで患児が増えた。全国からもボツボツと受診するようになっていた。

２００４年、金沢市からやはり新聞記事を見てやってきた患児がいた。その母親が、治療終了後にネットで〝軽度三角頭蓋紹介サイト〟を立ち上げた。このことで、いっきに全国に広がり本土からの患児がどっと押し寄せて行列ができるほどになった。

ネットの影響は驚異的である。年間60件の手術をしても、最長1年半待ちとなるほどであった。さらに手術をした患児の母親たちが、ブログを立ち上げて「症状が改善した」とアップしたので、ますます全国からの患児が増えていった。

私の那覇病院時代は、何人もの家族がボストンバッグをさげて外来にたたずんでいる光景が続いていた。サイトを立ち上げた母親の紹介で、ニューヨークから兄弟の患児を連れて来た人もいた。この時は、病棟師長に、４人部屋に両親と兄弟が寝泊まりできるように取り計らってもらった。この例を皮切りに、外国からも患児が来るようになった。そのほとんどは母親が日本人である。

第11章

海外からの患児

ニューヨークの兄弟

ネットで軽度三角頭蓋が紹介されるようになった2004年に受診した兄弟の例である。兄6歳、弟2歳。父親がアメリカ人で、母親は日本人、ニューヨークに在住している。前章で書いたサイトを立ち上げた母親の紹介であった。ご両親と受診し、即入院となった。

兄の臨床症状は、言葉は10単語程度。発音も悪い。人の言葉をオウム返ししていたのが消失。ベッドの上でピョンピョンと跳ねる。癇癪を起こし大声で叫ぶ、自傷行為で頭を打つといった状態であった。ニューヨークでの診断は当然のことながら自閉症である。

弟の方は、癇癪がひどく、こだわりも強い。自分で挨拶をするが、人に先に挨拶されるのを嫌がる。独り言が多く、ビデオの言葉を繰り返す。言葉でのやり取り、会話ができない。やはり自閉症の診断である。

しかし、兄弟とも3D-CTでの診断は、軽度三角頭蓋であったので手術となった。そして、同じ日の午前に弟を、午後に兄を手術した。

このとき、病棟師長の配慮もあって、一家に大きな部屋でゆっくり過ごせるよう6人部屋を用意してもらった。両親で看護に当たるわけだが、兄弟はベッドをくっつけて寝てもらい、どちらかの親が添い寝する形を取った。日本製のベッドでは父親の背丈に合わず、足がはみ出ていた。さぞ、窮屈であったろう。

術後、兄弟は経過も良好で、無事退院の日を迎えた。初めての海外からの患児なので、ニュースにならないかと地元紙にお願いしてみたが、つれない返事で取材はなかった。帰国後、ニューヨークから数回、メールで術後の変化を報告してきた。

兄の術後の症状

術後1カ月　ベッドでピョンピョン飛ぶことがなくなった。座って食事が取れる。1、2、3、4、5と指で出せる。

術後8カ月　多動はまだあるが少なくなっている。自傷行為は、術直後はなくなっていたが、今はよく頭を叩いている。だが、術前のわけのわからない叩き方ではなく、理由があってのようだ。こだわりはなし、笑顔が本当に多い。術前は苦しそうにしていたが、今は楽しそうに見える。家族も心安らかになった。

弟の術後の症状

術後1カ月　学校ではよくおしゃべりしている。頭を床や壁にこすりつける行為がなくなる。癇癪とこだわりは問題が残る。物事を想像することも予想することもできている。

術後6カ月　会話ができている。癇癪やこだわりも減少、友だちから可愛がられる。ガールフレンドができたという。

こうした報告があり、さらに療育の先生からもいい評価が得られたと喜んでいただいた。

その後、ネットを見たと言って、日本人のご家族がアメリカから次々と受診に来るようになった。

マレーシアの男児

２０１２年12月にマレーシアから長いメールが届いた。

4歳の男の子、名前はイアンくん。どうも三角頭蓋ではないかとの問い合わせだった。70回を超えるメールのやり取りの後、2013年3月にとうとう沖縄までやって来た。

ご両親はともに中国系で、大学で知り合い結婚したということであった。父親は日本企業に勤務、英語はご夫婦とも堪能である。こども医療センターのファミリー・ハウス「がじゅまるの家」[★1]に泊まってもらった。畳の部屋である。金銭的にきついということで、趣意書を作成して我々の知り合いに寄付を募ると二十数万円集まり、滞在費として手渡すことができた。

イアンくんの診断は、軽度三角頭蓋だった。3月下旬に手術して4月に帰って行った。そ

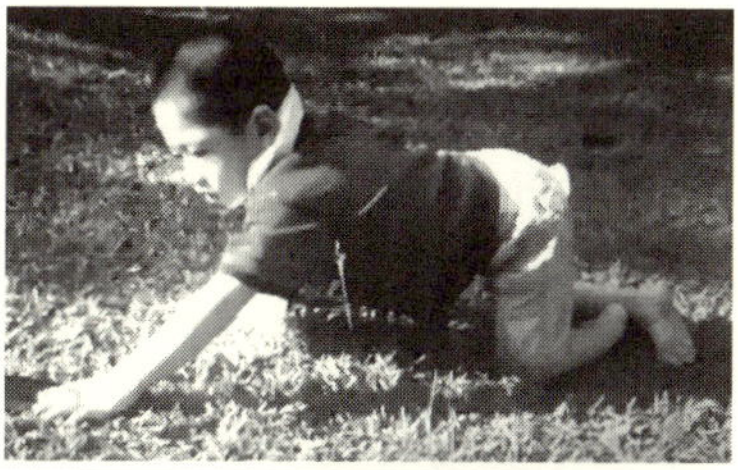

右：術前のイアンくん。歩行が困難だった
右下：術直後のイアンくん。ベビーシッターも一緒
左下：1年後、かなりしっかり歩けるようになっていた。医療センターで

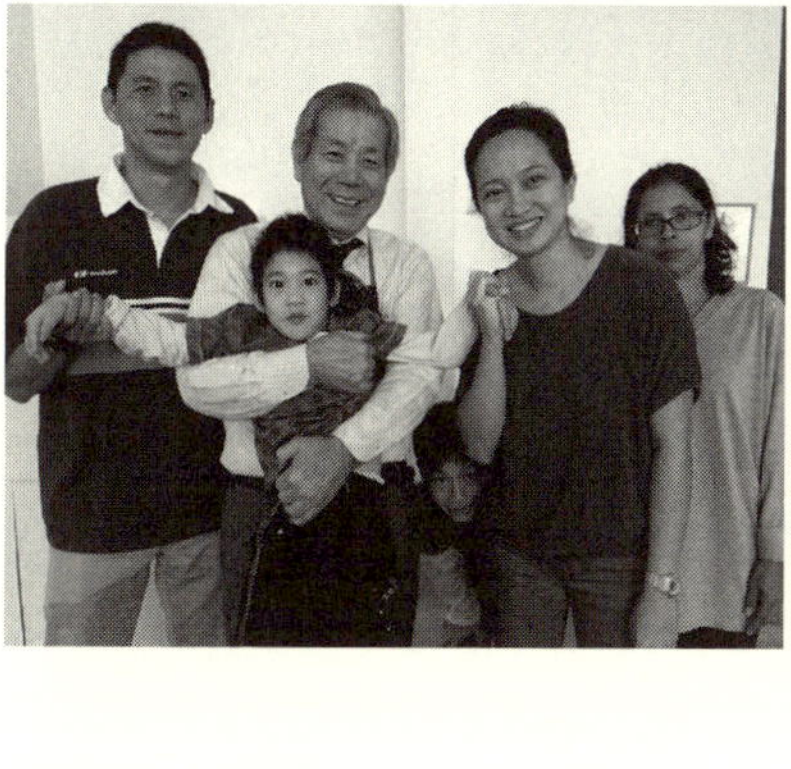

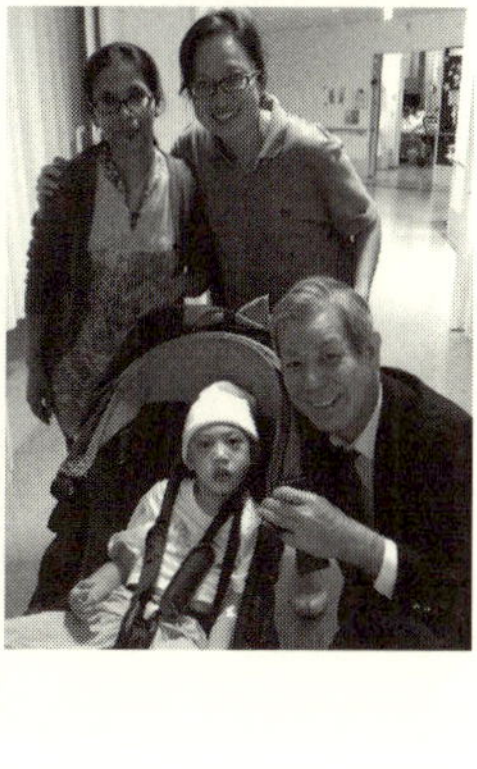

の後は、言葉は出てこないが、音を発生できるようになったという。理解が良くなった、多動が落ち着いた、歩行がしっかりできるようになったなど、何度もメールで報告を受けた。

2016年5月、「がじゅまるの家」発行の季刊誌に、がじゅまるの家の使用体験を書いてほしいと依頼した。すると、「非常に助かった。スタッフの方の親切さや、施設の使いやすさ、自分たちで料理ができるので快適で、いつも自分の家にいるようだった」と感想を寄せてくれた。

ところが、2016年9月に悲しいニュースが入ってきた。「イアンが多臓器不全で亡くなりました」と。

上海の子

こども医療センターで受診した2歳2カ月の上海の患児。そのご両親から「ぜひ、上海に来て手術してほしい」と依頼された。上海の国立大学附属こども病院に入院するのは、簡単ではないそうだ。そこを、副院長クラスの方を通して何とか入院予約を取り付けたとのこと。そこまで手配してあるので「それでは」と、上海で手術することを承諾した。

★1　離島や遠方から治療および入院する患児とその家族のための施設。

その病院では、脳神経外科と形成外科が協力し、手術をすることと段取りになっていた。術前に脳神経外科のスタッフと検討会を持つことになった。討論会は英語である。軽度三角頭蓋の説明に、彼らは熱心に耳を傾けてくれ、質問も非常に活発だった。徐々に和やかになってきたところで、何かの拍子に私は「オールドマンが奮闘しているよ」と言った。笑い声が飛び交い、会場の雰囲気が和んだところで検討会を終了することができた。

そして、私が手術に入ることが正式に決まった。初診から2カ月後であった。脳外科と形成外科部長の2人が執刀することとなり、私も手洗いをして手術に参加した。この2人の手術スピードが早い、早い。時々手を止めさせて「ここ注意して」とアドバイスをした。

麻酔科医と看護師には、まったく英語が通じないので術者を通しての対応となった。手術器具は我々が使用しているものとほとんど同じだったので助かった。すんなりと手術は終わった。術後も問題なく経過したので、術後2日目に帰国した。

余談であるが、病棟は、入院患者であふれ、廊下にもベッドを置いて患児たちが寝かされていた。なるほど、入院するのも非常に困難なことだと納得した。厳しい医療状況を垣間見た感じであった。外来や救急はごった返す患児たちの対応でもっと過酷ということであった。改めて、よく入院の手続きができたものだと感心した。

上海は言うまでもなく大都会で、林立するビルの景色は東京と変わりない。だが、印象的だったのは、空には太陽がまるで見えない。こうした日が続くとのことであった。

術後の症状

術後1カ月　2014年7月6日　多動や他傷がなくなる。母親と買い物ができる。長男とRくん（患児）と母親とで外食ができた。ドアの開け閉めが激減。「アー」と真似した。

10月17日　ご両親と上海よりこども医療センターを受診。多動は診察室でも見られない。私との目合わせも長い間できる。言葉がまだ「パパ」「ブーブー」「イヤ」が出ている程度。走っていくが、両親がいなくなるとベソをかく振りをするといった悪知恵も出てきた。模倣ができるようになる。ドアの開け閉めが消失。

術後6カ月　12月31日　ご両親からのメール

言葉は単語が10個くらい出るようになった。絵本を見せて「イヌはどれ」などと聞くと指差すことができる。

術後1年2カ月　2015年8月7日　ご両親からのメール

日本語のみの環境になったことも優位に働いたのか、2カ月ほどで音声模倣をするようになり、言葉の理解も急速に進みました。受容単語と表出単語ともに、現時点で150個は超えています。いろんな指示も通るようになりました。

以前のまったく模倣する気配すらなかったのが嘘のように、今では四六時中耳に入ってくる言葉や音を模倣しています。このオウム返しの状態から、今後会話成立に発展していくことを家族全員楽しみにしております。コミュニケーションも、共感の指差しや目合わせが非常に多くなり、私や主人への愛情表現も顕著になりました。以前は一切興味のなかったぬいぐるみにも愛着を示し、愛おしそうに抱いている姿を見ると、彼の中で情緒が確実に発達していることを実感し、非常に嬉しくなります。

術後1年4カ月　10月1日　ご両親と受診

単語200語以上。2語文、時に3語文もあるという。表情が非常にいい。多動は改善して外食ができる。10ピースのパズルができる。興味の対象が広がった。ロゴマークに興味がある。

現在、日本に住んでおり、嬉々として療育に励んでいる。

中国北西部からの女児

東京在住のWさんは、知人の中国人から「自閉症の治療に関して調べてほしい」と依頼された。その中国人は、患児Jちゃんの父親で日本語が話せない。そこでWさんにお願いしたのだ。Wさんはネットで私のことを知り、それ以後、私とのやり取りはWさんが通訳をしてくれて、すべてメールで行った。

2013年2月に患児のご両親とWさんが、こども医療センターにみえた。患児の額のリッジはメールで確認してあったが、すぐに3D-CTを撮って軽度三角頭蓋と診断した。それから4カ月後の6月に入院。今度は通訳の方が、Wさんの他に1名増えていた。

Jちゃんは入院時、6歳7カ月であった。目合わせができない。一方的なしゃべり方、会話は2往復くらいしかできない。集中力に問題があり、多動気味である。他児と遊べないなどの症状があり、昨年9月頃に自閉かと診断されたとのことであった。

手術は無事に終了した。10日間の入院後は、近くのファミリー・ハウスに滞在してもらった。

退院後2週間目の外来で、状況を聞いた。すると術後4日目からお母さんに抱きつくようになり、5日目からは会話が良くなったという。「ママ好き」とか「パパどこ」などと質問もする。以前はなかったことだ。偏食の改善も見られたと報告してくれた。

その後、無事に帰国の途に就いた。

術術後2カ月　8月になって両親は、Wさんを通してJちゃんの仔細な状況を知らせてきた。Jちゃんの回復は順調に続いているという。髪の毛もだいぶ伸びたそうだ。ピアノのレッスンも再開し、その先生によると前年よりもかなり進歩したという。特に姿勢と手の形を指導するときには、まじめに聞いて、ちゃんと直している。ただし、集中力がまだ足りないとのこと。それでも素晴らしい変化だと両親は思っている。

毎日、学校の宿題はちゃんと完成させる。毎晩、おじいさんとおばあさんに連れられて、町の公園にダンスやスケート遊びに出かけている。毎週1回はプールにも行く。週末になれば山登りや、海辺や、草原などへ、違う遊び場に両親に連れて行ってもらっている。私は、活発なJちゃんの日常が目に見えるようで、嬉しかった。

Wさんの報告では、今、Jちゃんの最大の変化は言葉と思考力の進歩だと両親は感じている。明らかに手術前より、それらが豊かになってきているのだろう。目合わせはまだ持続できないが、質問に対しての反応が早くなってきているという。

朝の起床後と夜の就寝前、以前のような言葉を繰り返すことと、マイペースの動きがまだ時々あること。ただし、名前を呼ぶとすぐに反応する。身の回りのことに関心を持つようになってきて、自分の考えもある。アニメやテレビ番組を見るとき、多くの質問をする。質問は、簡単で、同じ内容を繰り返すことがある。自分の好きなことと欲しい物があるとき、自分なりの方法と理由を考えて実現できるようになっているという。したくないことがあれば話題を変えることも。両親は、手術後2カ月のJちゃんの変化と進歩は著しく、これからもどんどんよくなると信じていると、Wさんは伝えてくれた。

術後1年　2014年7月18日　こども医療センターで受診する。言葉がかなり豊かになった。会話に問題がなくなった。考えた上で話すようになった。ただ、まだ友だちと遊べない。目合わせは問題ない。絵本で探し物をするのは、母親より早くてうまい。好きなことでは集中力がかなりあるが、嫌いなことはダメ。物事に関心を示す。母親を思いやることもできる。バスケットボールで遊べる。ぎこちなかった動きがなくなり、ダンスも上手になった。多動も改善。診察室でも静かにしていた。

術後2年　2015年6月18日　こども医療センターで受診する。普通学校に通っているそうだ。会話がさらに上手になっている。友だちとも遊べる。集中力に問題があり、ピアノも10分くらいが限界。勉強の面で遅れがある。3年生だが、2年生の初め程度の習熟度であろう。掛け算はできるが割り算ができない。文章を読んで理解できるが、細かい部分を覚えていない。背が急激に伸びている。

術後3年　2016年7月7日　毎日ピアノを弾いている。学校も問題ないとのこと。学校での出来事を母親に報告する。たまに友人、知人に冷たい表情をする。

術後4年　2017年3月2日　身長は160センチを超え、人との交流も上手になった。

順調に成長しているようである。

インドの子

インドの患児につながる、インド・チェンナイにある日印再生医療センターの代表アブラハム・サミュエル医学博士（サムさんと呼ばせていただいている）と、彼をサポートする中島和哉さん（株式会社ジェノテク代表取締役社長）との出会いから紹介しよう。

2人は、日印再生医療センターの研究を沖縄のある病院と共同研究が可能かどうか、その打ち合わせで2017年12月に来沖された。その病院の院長と夕食をしている際に、院長が「面白い研究をしている人物が沖縄にいる。会ってみてはどうか」と言ったそうだ。その人物が私で、早速、電話で焼き肉屋に呼ばれたのだった。

私は、サムさんと中島さんに、軽度三角頭蓋と発達障害の症状を合併している症例がかなりあって、治療するとそれなりの改善が得られることをビデオで紹介しながら熱弁を奮った。サムさんは「素晴らしい、世界に広げないといけない」と、評価してくれた。そして、彼ら2人とはその後も、友好を深めることとなった。

2人が東京へ帰ってから、サムさんから私の仕事を「"Shimoji's Cranioplasty Yielding

Life Quality Improvements in MIld Trigonocephaly"（SCYLIMIT）と題して宣伝する」と言ってきた。訳すると、"軽度三角頭蓋患児の人生の質を改善させる下地の頭蓋形成術"である。英語で紹介するという。この上ない援護射撃をいただいたのだった。

彼らが主催する、主にアジアの若手基礎研究者の研究会で、臨床家からの報告として「臨床症状を伴う軽度三角頭蓋の治療経験」を講演した。２０１８年10月のことである。講演が終わって、ロビーで後片付けをしていたら、インド人の子が私の前でかなりのスピードで動き回っていた。多動だなと思って見ていたら、その子の父親が現れて、「この子を診てください」と。Ｋちゃんという少女である。

額を触診したらリッジが触れる。父親に軽度三角頭蓋の可能性があるから3Ｄ-ＣＴを撮るようにアドバイスした。両親は、サムさんの研究所の職員であった。インドの小児神経の先生にＡＤＨＤ（注意欠陥・多動性障害）と診断されていたという。

症状（母親からの報告）

乳児期には眠りが少ない子だなあと感じていた。１歳を超えて好きなものしか食べなくなった。幼児期には多動、癇癪、大きな声を出して騒ぐ、母親を殴る、噛むの他傷行為、他児に対して乱暴行為、つま先歩き、指を四六時中しゃぶっている、筆圧の弱さなどの症状を持っていた。

この子がインドに帰って、サムさんの強力な援護がありスムーズに３Ｄ－ＣＴを撮ることができ、画像が私のところに送られてきた。所見は、軽度三角頭蓋の特徴をすべて持ち、脳側の骨には無数の指圧痕が認められた。

この所見を持って、ご両親にていねいに手術のことを説明した。ご両親は私の講演も聞いていたし、サムさんのアドバイスもあり、手術に即刻同意した。

手術はインドで行うことになった。２０１

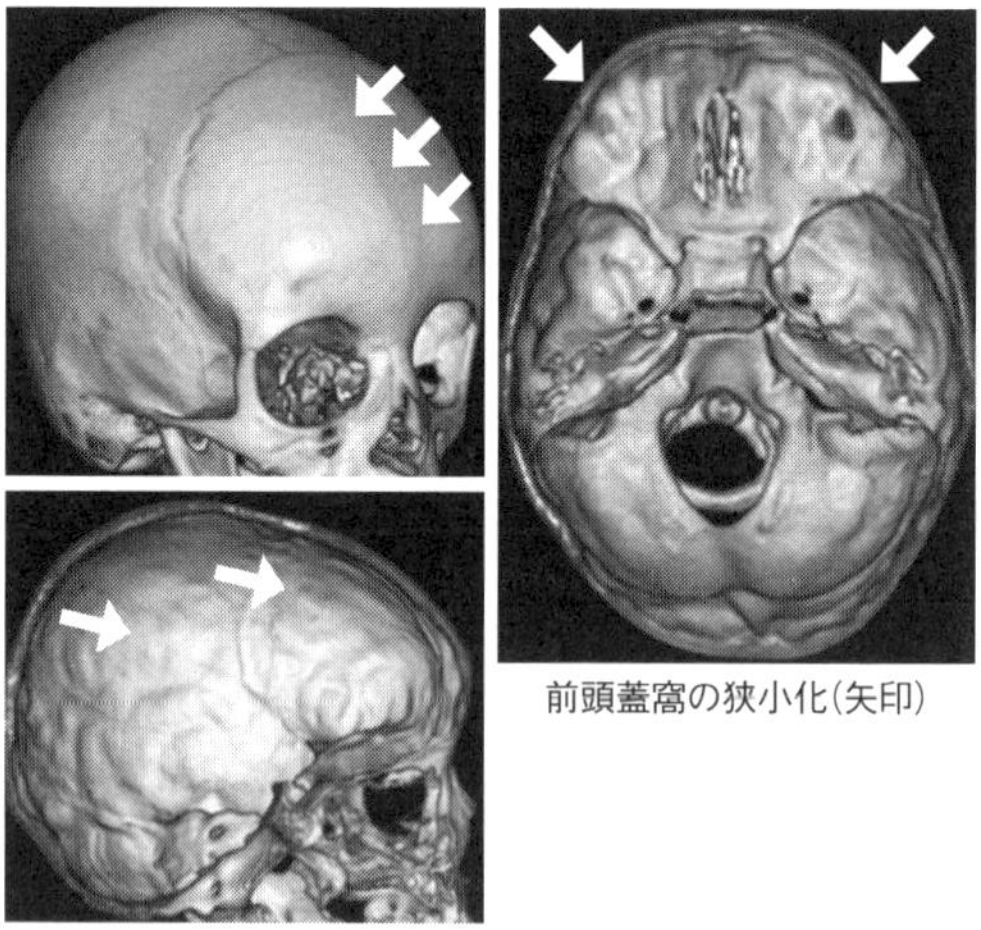

前頭縫合部の癒合（Ridge）（矢印）

多数の指圧痕（矢印）

前頭蓋窩の狭小化（矢印）

9年1月30日にインドのチェンナイへ向かった。翌31日に術者2人と麻酔科医および、後で加わった手術場のナースらと3時間に及ぶ説明会を持った。

2月1日に手術が行われた。打ち合わせていたのでスムーズに手術は進んでいった。前頭部の骨を摘出して硬膜を通して触れる脳の圧の高いことに術者は驚いていた。

術後の症状

無事に終了してICUへ収容され、翌日一般病棟に戻った。食事も取れるようになっていた。眼瞼の腫れは著明で3日間は開眼することができず、見ることができなかったが、イライラはそれほどなかった。術後4日目に

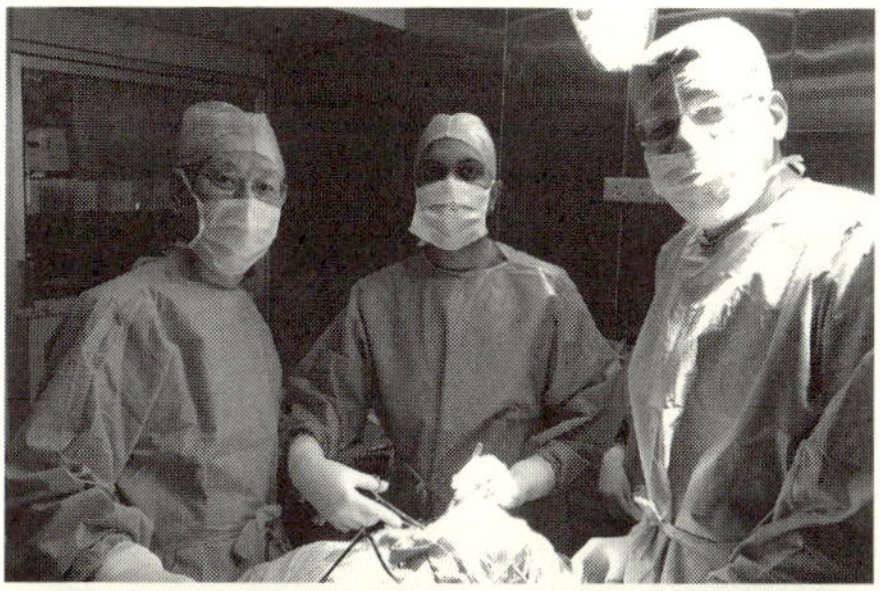

和やかに手術をしている。私（左）はお手伝い

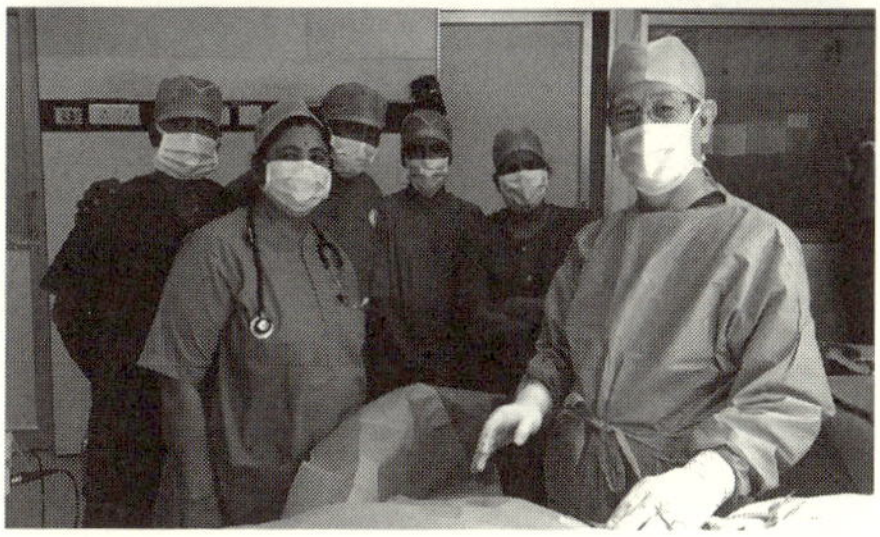

麻酔医と看護スタッフ

は腫れも引き、シャワーを浴びさせてもらってご機嫌になった。その日の夕方、面会した。そのときは、母親から、術翌日からしっかり寝てくれる、これまで何を話しても否定語が先に出ていたのがなくなり、会話が順調にできるようになっている、また、おとなしくなった、何でも食べるようになったことなどの変化が見られると喜びの報告があった。

病室で、患児を抱っこした。その日遅くに帰国の途に就いた。

母親からの報告と感謝の言葉

術後7日目に退院しました。その後の変化は奇跡的でした。彼女は目合わせが良くなり、

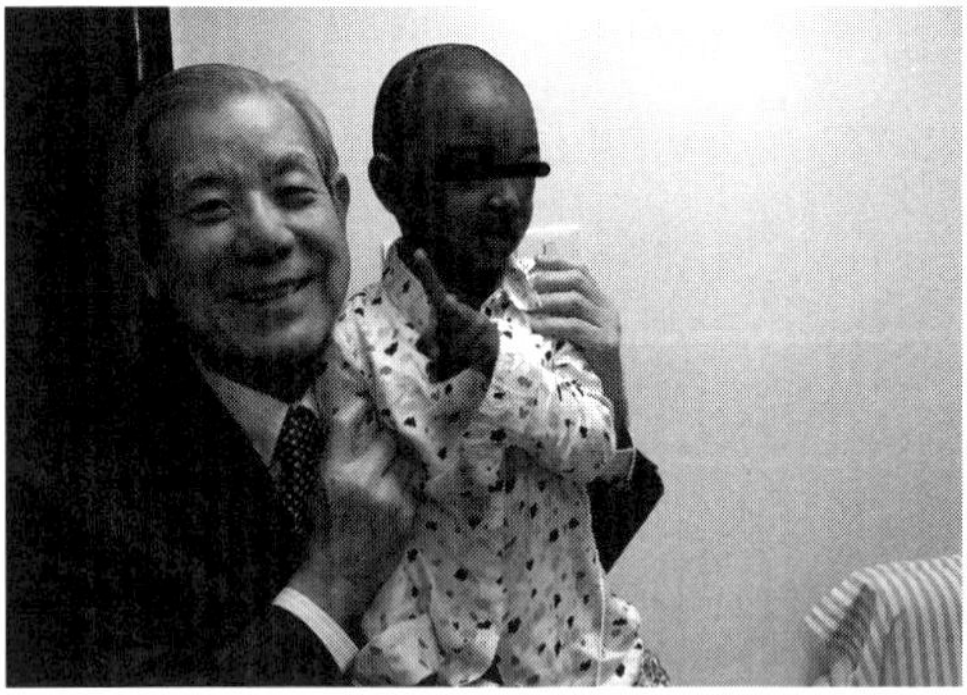

知らない人（私）に抱っこされても泣くことがなかった

癇癪がなくなり、突然叫び出すこともなくなりました。他の子どもたちと遊ぶようになり、笑ったり、泣いたりと感情を表し、食べて、歌って、書くことを喜んで行います。つま先歩きが減少し、指しゃぶりもほとんどなくなりました。彼女の音楽の先生は、彼女が今メロディアスな曲で歌っていると言っています。「髪を乾かして／空中を飛んで／休日に出かけて／そして毎日楽しんでください」という4行の歌を、私がヘアドライヤーで髪を乾かしているのを見たときに作曲したと言うのです。決して大げさに言っているのではないですよ。

　母親は、サムさんが名付けた“SCYLIMIT”

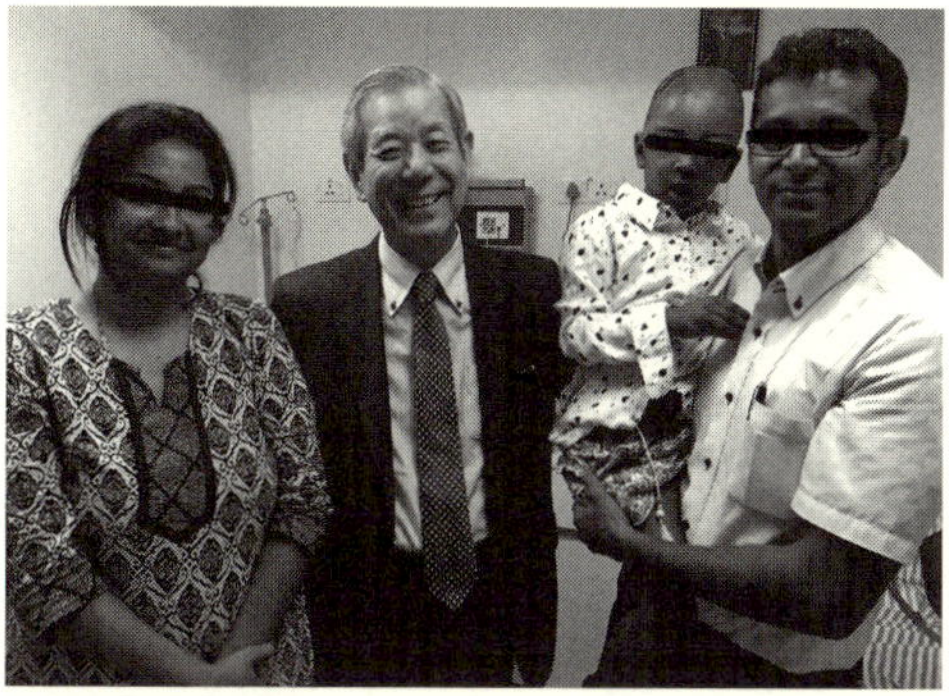

変化を喜ぶご両親

を実感したとして、「この手術は、世界中の病んでいる子らを助けるためにもっともっと広げるべきです」と訴えていた。そして熱心なクリスチャンなのであろう、神が自分の子の元にこの外科医を遣わしたことに対して深く感謝し、「神のご加護が下地先生に届きますように」と締めくくっていた。

諸外国からの患児を受け入れるのはそれなりに大変である。言葉の問題で十分にインフォームできたか？　入院中のエンターテインは十分か？　何よりも術後経過にどう評価するかは気をもむところである。

海外からの患者の紹介をしたが、国内からも他府県から多数受診し、手術を受けている。

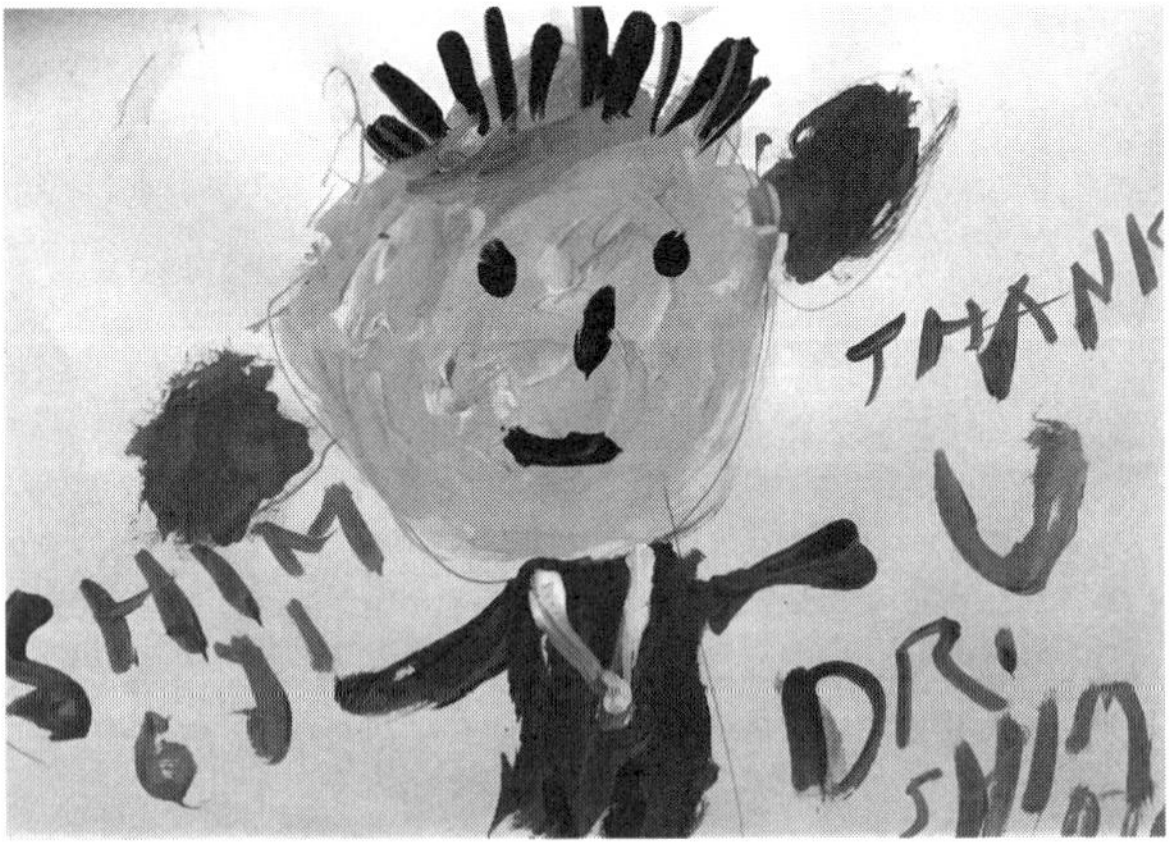

術後半年　Kちゃんからの感謝の絵

左図は患児らの都府県分布である。

患児の居住地　574例

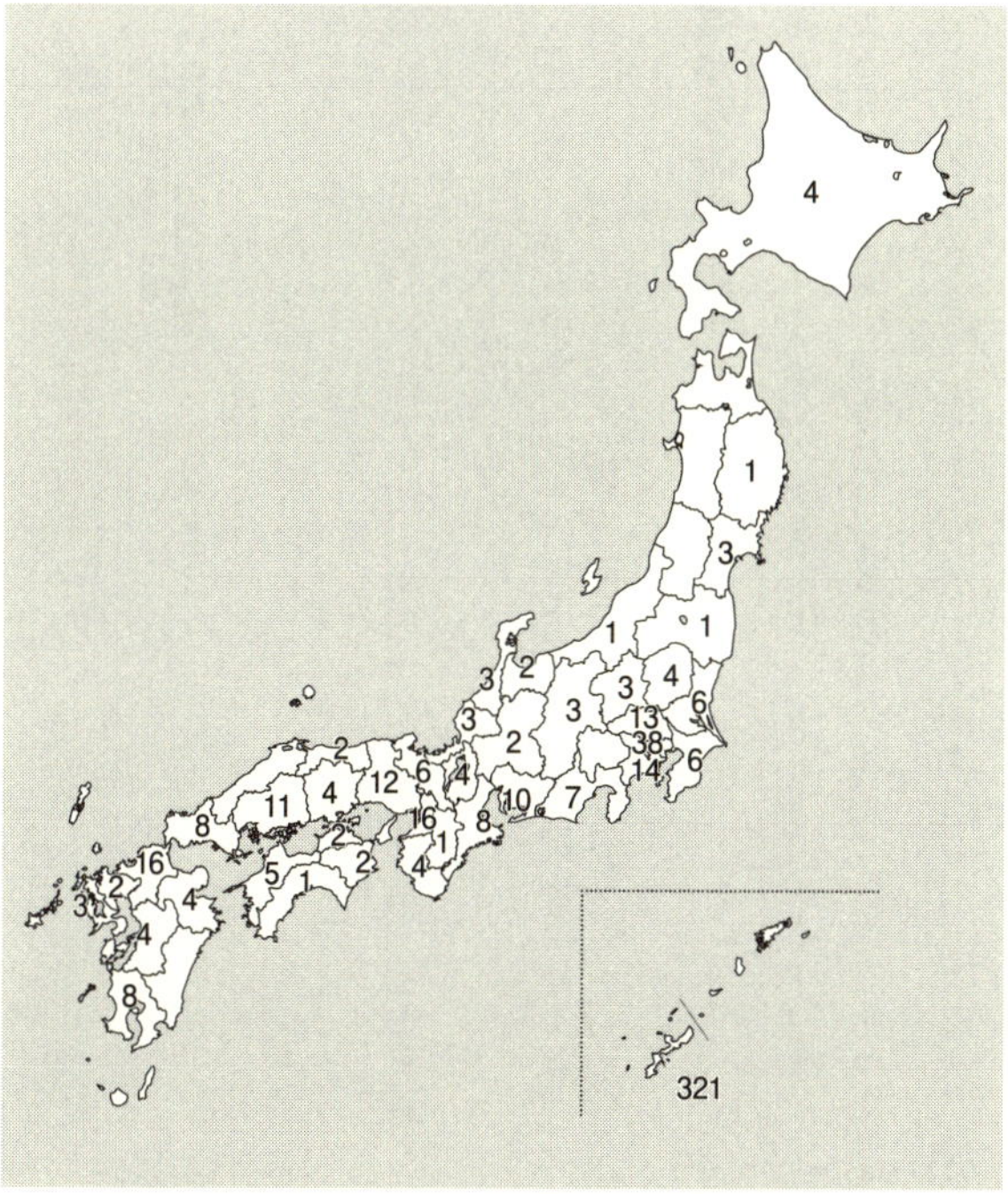

沖縄県	321
県外	253
海外	21
アメリカ	10
中国	7
台湾	2
マレーシア	1
ボリビア	1

※県外の患児には、海外からの6例も含む（海外在住だが、住民票を国内に残している）

第12章

兄弟例

家族歴で兄弟やいとこなど、明らかに軽度三角頭蓋と診断される例が48例あり、そのなかで11組の兄弟例を手術した。

ここでは、兄弟が3人以上いる患児の手術例を紹介する。

O県からの3兄弟

最初に兄である。普通クラスから支援学級にと宣言されたのがきっかけで調べ始め、私のところに辿り着いてきた。受診時は7歳、2年生であった。言葉の理解力が低く、ボーッとしていて人の話を聞いていない。疲れやすくよく寝る。眼振あり。手先が不器用。縄跳びや跳び箱ができない。会話が十分でない。こだわりあり。こうした状態であった。

2004年8月に手術した。術後経過は上々で、普通クラスを継続することができた。

高校は支援学校だったが、２０１７年5月現在は、就職してきちんと給料をもらっているとのことである。私が電話したら、彼が出た。社会人らしいていねいな言葉づかいで、これなら十分社会に通用すると感じた。

次は3番目の次女である。3歳で受診している。言葉が3語文程度であった。自傷、他傷があり、友だちと遊べない。高いところが好きで危ないことをよくする。多動があり、外食ができない。寝起きが悪いなどの症状を呈していた。

術後、経過は良好で、小学校は普通クラスに上がることができた。会話も問題がなくなった。現在は支援高等学校に在籍しているが、

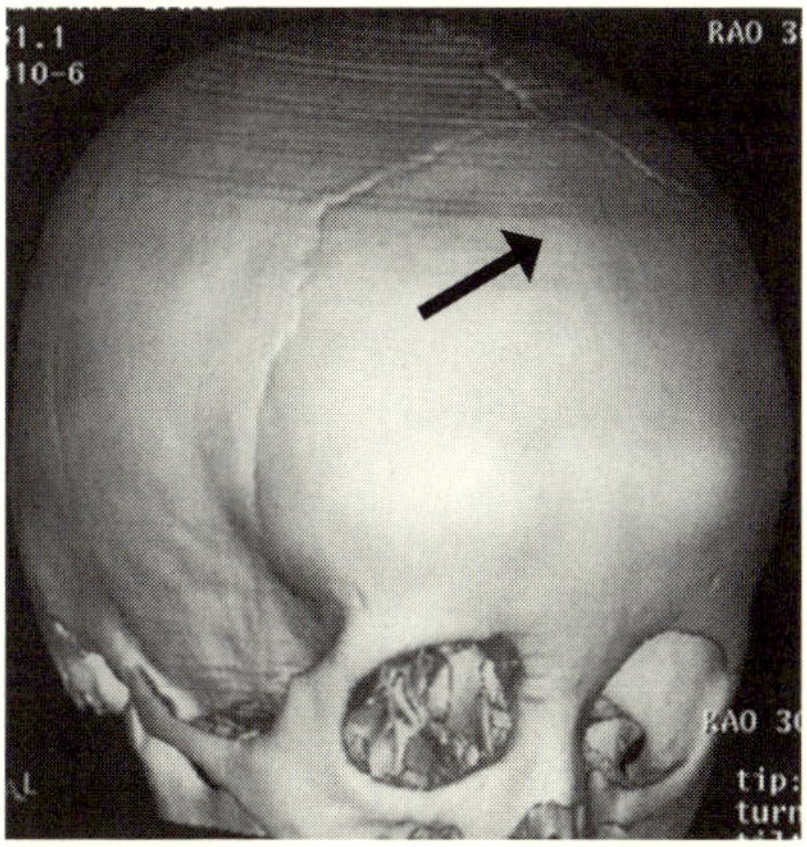

3D-CTリッジ（矢印）が部分的

会話にまったく問題なく、数学と英語が得意で、英検3級を取得しているとのことである。

先に手術した2人があまりにも経過が良いので、長女の手術を強くせがまれた。すぐに手術に踏み切れなかった理由は、3D-CTで前頭縫合のリッジが一部分のみであり（前ページ画像）、これを三角頭蓋と呼べるのか疑問視していた。それゆえに「手術はできません」と何度も断っていた。

しかし、母親は、手術を受けた2人の兄弟の凄まじい改善ぶりを見ているので「何とかしてください。お願いします」と食い下がる。渋々ではあったが、確かに前頭葉と前頭蓋窩の狭小化はあったので、手術を受け入れることにした。

手術に後ろ向きになっていたのは、症状のひどさにもあった。

6歳時点での症状である。有意語は数語、歩くときのバランスが悪くかろうじて歩ける状態。また、母親に噛みつく、引っ掻く、夜中の2、3時まで寝ない。それらに加え、ひどい先天性眼振があり、物を正視できないのである。

以前、私は眼振に似た症状が術後に消失した例を経験していたので、女児の眼振を記録しておこうと、数百グラムもあるビデオカメラを担いで1時間粘った。しかし、泣き止んでくれないし、私のビデオカメラに目を向けてくれない。とうとう撮影を諦めてしまった。

こうした術前の状態だったが、術後は、またまた奇跡としか思えないほどの改善を見せてくれた。言葉は単語数が明らかに増えたし、歩くときのバランスが良くなり、走れるようになった。他の子どもと遊べるようになり、母親への攻撃もなくなったのである。夜は早めに寝るようになった。学校へも楽しく行くようになった。

とりわけ驚いたのは眼振の消滅だ。術後、受診するたびに眼振の度合いが減少しているのである。術後2年半の受診時には、ほとんど

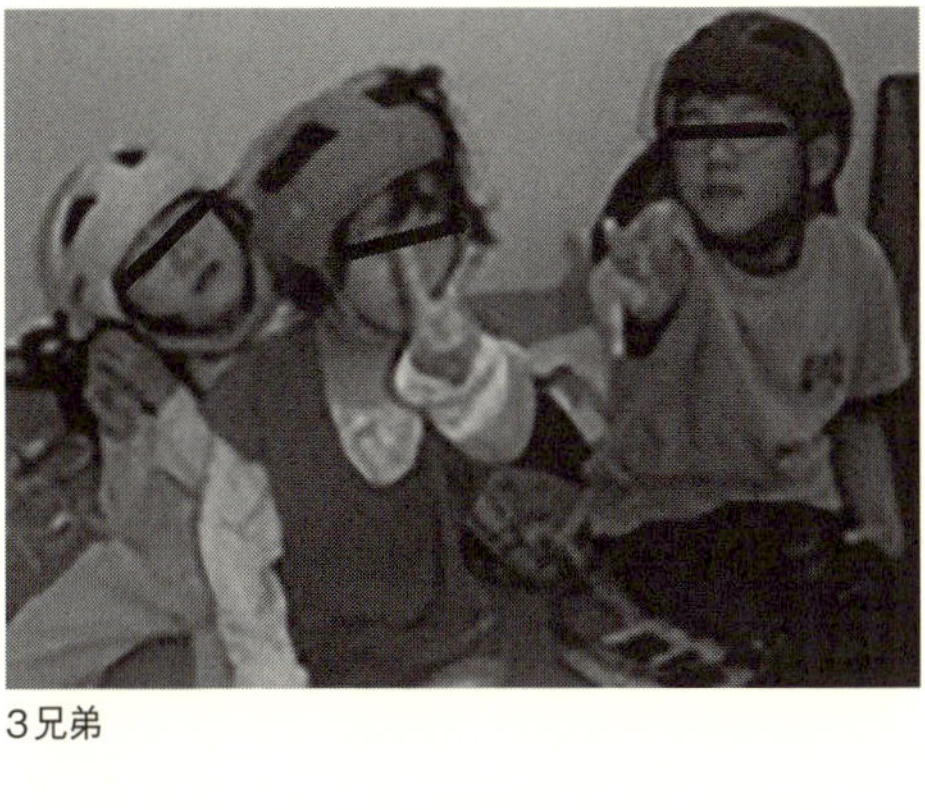

3兄弟

ど消失していた。弱視も改善しているとのことであった。この眼振については学問的にどう説明していいのか私自身まったくわからない。そのため、学会や論文では触れていない。

この女児の場合、まだまだ精神遅滞の領域ではあるが、母親は、現状で十分満足して、女児を連れて受診にも来るし、何度も電話で報告してくるのである。

この事例後、リッジが一部しか描写できていなくても、前頭部や前頭蓋窩の狭小化があれば手術をすることになった。

M県の3兄弟

次はM県からの3兄弟である。一番下の男の子が3歳で受診し、2016年3月に手術。術前の症状はかなり重症と言える状態であった。言葉は有意語が10語足らず。理解も悪い。常に両腕を挙げ、両手をパタパタさせて奇声を上げながら動き回る。モノをきれいに1列に並べたり積んだりする。爪で足首を掻き、血が出てもやめない。階段は何とか上がれる状態である。夜中に起きてゴロゴロする。泣き出すこともあり、多いときで3回くらい。夜驚がある。こういう状態であった。

2016年5月26日に手術。術後3カ月の診察時に、母親から、理解が良くなる、他人と目が合う、注意して話を聞くようになる、長時間座れる、課題をこなせるようになる、聞き分けが良くなる、多動の改善、夜驚がなくなる、などの報告を受けた。

母親からのメール

2017年2月23日

言葉がかなり増え、アイコンタクトもしっかりしてきました。スラスラとはいきませんが、2語、3語での自発語も増えています。

2017年4月7日

2語文3語文、4語文まででてきている。スラスラとはいきませんが。自発語が急増している。「お母ちゃん、お水、ちょーだい!」など。顔の部位を理解し、「頭はどこ?」との問いかけに「あーたーま!」と頭を触りながら答えるようになった。音声模範、動作模範が以前より明らかにできるようになっている。モノを並べることが少なくなった。

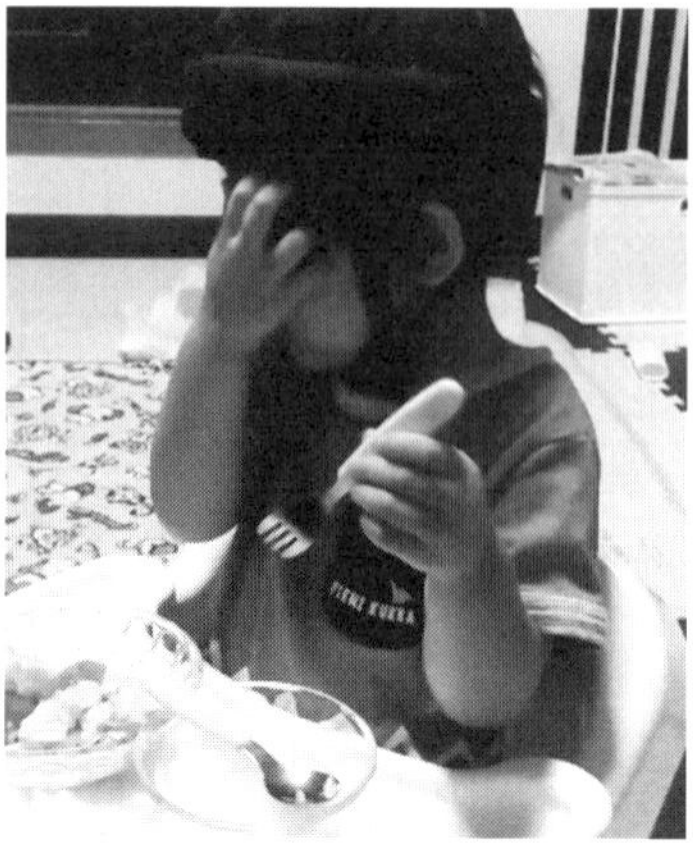

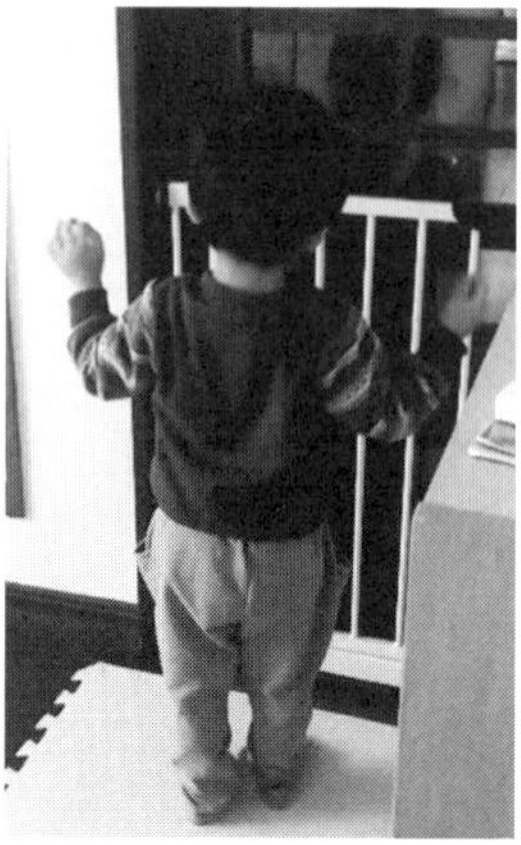

右　術前　えんえんと両手をぱたぱたする常同運動をしていた
左　術後３カ月　常同運動が激減し、ゆっくり座ってフォークを使って食事ができるようになる

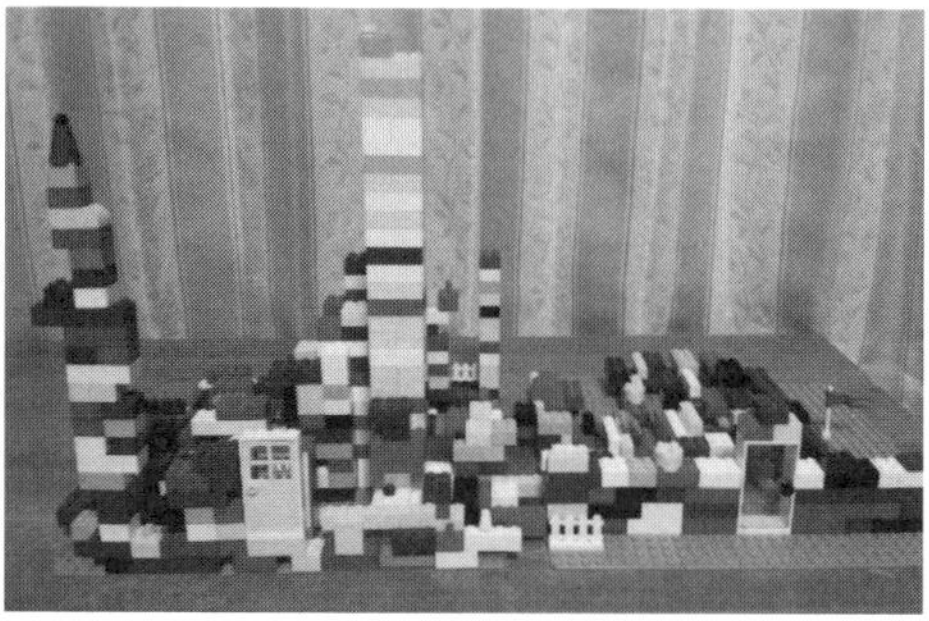

術後３カ月　小さなブロックを使ってドアなども付けた複雑な物を作れるようになった

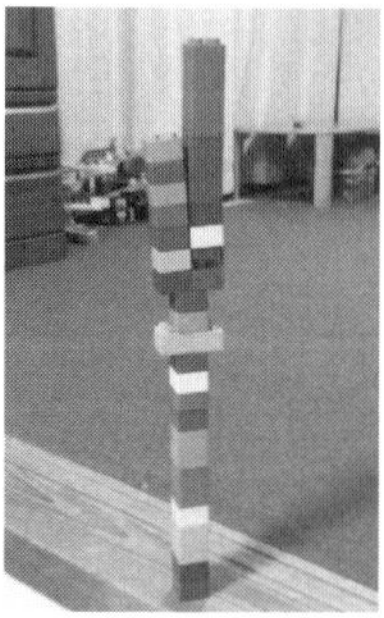

術前はブロックを積み上げるだけ

家でも幼稚園でも指示が通りやすくなった。毎回ではないが、靴下や服を自分で頑張って着たり脱いだりするようになった。以前よりも増して、人の目や、様子を見るようになった。コップを使えるようになった。運動能力が上がった。指差しが急激に増えたので、意思が伝わりやすくなった。パニックをほとんど起こさなくなった。

母親は、この子の改善に驚きを隠さず、沖縄地元紙の読者の意見欄に感謝の意を投稿している。

改めて術前後のCTを比較して、前頭部の拡大（画像左）と蝶形骨縁（画像右）で締め

日曜 オピニオンプラス

〒900−8525 那覇市天久905番地

沖縄の病院に感謝

山田　麻衣子　38歳

3歳の息子の軽度三角頭蓋の手術を他院で断られ、沖縄本島南部にある県立病院のS先生を求めて三重県から受診し、3月に手術を受けることができました。

息子は、術前は目も合わず、感情を表すことも少なく、人にも動物にも興味を示しませんでした。癇癪も激しかった子どもでしたが、術後は他人とも目を合わせ、人や動物を見るようになりました。激しかった癇癪もほとんどなくなり、表情は豊かになりました。

もし、あのまま手術を諦めて、沖縄の病院にたどり着けなかったら、今の息子の姿を見ることはできませんでした。他県から受診に来た私たちを受け入れていただけたことを本当に感謝しています。

術後3カ月で、ここまで改善した息子のこれからの成長が楽しみです。軽度三角頭蓋の子どもを持つ全国のお父さん、お母さんに、沖縄にはこんな病院があるということを知ってもらいたいと願っています。

（三重県松阪市、主婦）

2016年５月29日

2016.5.29　琉球新報

つけられていた部の解放が見て取れる。

次がすでに診断されていた次男と長男である。

次男は受診時5歳であった。乳児期から夜泣きがひどかった。座位11カ月、初歩は1歳2カ月とやや遅れ気味に発達してきた。会話が可能であるので、症状としては軽い方であろうが、日常生活を一緒にする家族には大事であるに違いない。

弟の手術後5カ月で手術した。

2017年2月23日 術後6カ月
母親からの報告

術前

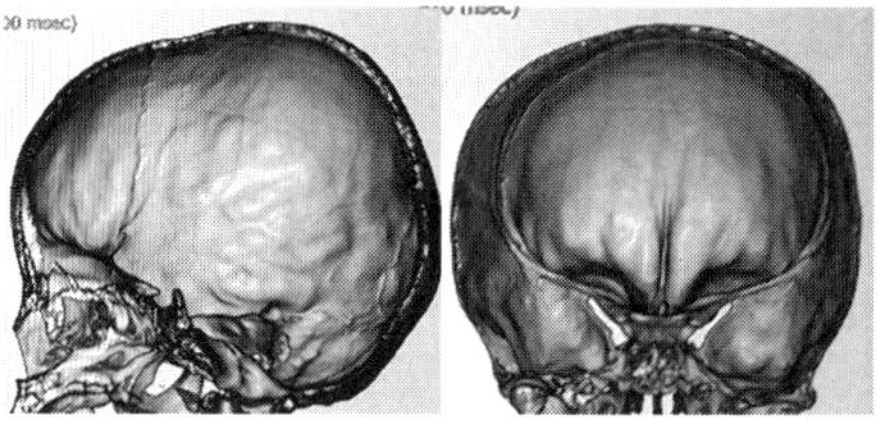

術後6カ月

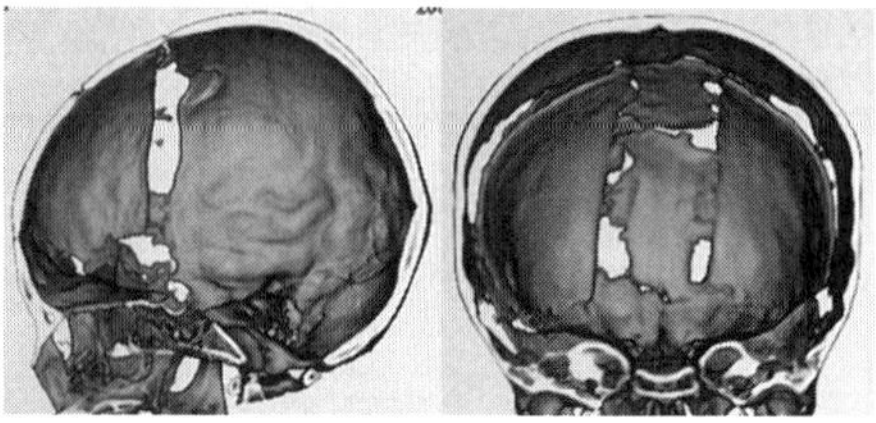

発音も音声模範も改善してきました。以前のような衝動性も攻撃性もありません。夜驚はなくなりました。活舌も以前より改善し、言葉の使い回しも増えて良くなり、想像した不思議な可愛い怪獣ばかりを描いていましたが、家族の絵を描くようになりました。

長男は8歳、問題として、作文や感想文等の文章の作成が極端に苦手であること。握力のなさ、バランス感覚のなさ、運動能力の低さと、ときに夜驚を起こすなどである。

手術は弟の手術から1週間後に行われた。

術後半年の母親からの報告では、術前の症状はかなり軽減したということである。

沖縄県の3兄弟

2005年に、じっとしていることができない、物忘れをすると学校の先生に毎日注意される、覚えたことをすぐに忘れるなどの症状がどんどん進んでいる——という8歳の男児に遭遇した。軽度三角頭蓋の診断だったので手術することになった。術後数日して、この男児は、父親とベッドの上でトランプの神経衰弱をしていた。すると、母親がびっくりした顔で「父親が負けているんです」と私に小声で伝えてくれた。

退院後は、術前にあった症状がすべて消失し、普通学級に在籍可能となった。

この子どものことがずっと頭のなかにあって、その後に受診した沖縄の3兄弟は、躊躇なく手術に向かうことができた。

まずは、長男の例である。受診時は7歳で小学校1年生。じっとしていられず、授業中に座っていられない。自分の思うようにならないと暴れまくる、テレビを壊すくらいの勢いである。父親が強く注意をするとより反発する。加えて、忘れ物は多い、衝動的に行動する状態だ。言葉には問題がない。母親は、この子がまったく言うことを聞かないので精神的に参っていた。

というわけで、2012年1月に手術することになった。入院中は父親が面倒を見た。術後1カ月半のときの受診状況は、多動が少し収まり、座っているときが多くなった。学校ではまだ注意されることはあるが、以前よりはかなり減った。

術後4カ月では、学校の45分の授業で座っていられるようになった。母親の言うことを聞くようになった。学童保育でも変わったと言われる。両親が来院して、こう報告してくれた。

2013年2月15日。術後約1年。母親と一緒に受診した。完全におとなしくなっていた。母親も「180度変わりましたよ」と言っていた。子どもと良好な関係が持てるようになったとのことであった。

弟たちも同様の症状ということで受診するようになるが、彼らの受診中に学童保育の先生が長男のことを褒めちぎっていた。率先して掃除をするようになった、人一倍勉強するようになったなど。ちなみに、小学校6年生になる頃は優等生と言われるようになっていた。

長男を手術して数年後、次男、三男にも問題があるということで、学童保育の先生の助言で受診した。

2人の弟のうち三男が、臨床的に問題が多いということで、先に手術をすることになった。三男は、3歳くらいから多動が目立つようになっていたが、言葉は問題なく長文も言える。道路で走り出したりする。初めての場所では暴れ回る。モノの並べ方にこだわりがある。年下と遊ぶが、同年代の子どもたちとは遊べない。理解が悪いので、遊びのルールを無視して一緒に遊べないのである。寝つき悪く、夜中に起きて泣いたりする夜驚である。

時たま、いびきをかいている。偏食はかなりある。こうした症状であった。

3D-CTで指圧痕が著明で、かなり多い。長男の術後の変わりようもご両親の決断に影響したのであろう、検査で診断がつくと「すぐに手術を」と、促されたほどである。そして2015年9月に手術した。術後の受診は困難だと定期検診を受けに来なかった。3兄弟に続いて2人の子どもが産まれていたのだ。

2017年4月5日。学童保育の先生が受診に連れて来てくれた。おとなしくて、集中力も出ているし、睡眠が改善して夜驚は完全になくなったという。普通小学校2年生として十分に適応しているとのことである。

最後に手術したのは次男である。学校でじっとしていないし、文章の理解力にも問題あり。算数も文章問題になるとできない。質問にきちっと答えないときがある。冗談が通じなくて相手をすぐに叩く。また忘れ物が多く、不注意なことも多いと学校や学童保育の先生に指摘されていた。

2016年1月に手術をした。術後2カ月でおとなしくなり、学童の先生が驚くほどに改善した。実際、診察室でおとなしい。

2017年4月5日、弟と一緒に受診しているが、手術前の症状は驚くほど軽減し、立派に普通学級4年生になっていた。
　この子どもたちの例のように、注意欠陥・多動性障害のような症状を呈しているが、言葉に問題ない場合は、他の症状の術後改善は著しい場合が多いのが印象的である。

　兄弟例の手術は、先に手術を受けた子どもの結果に左右されると考えるが、ご家族の皆さんは快く手術に賛成してくださっている。まだまだ一般的と言えないこの段階で、手術を受け入れるのは苦渋の決断を迫られたことと思う。ましてや兄弟となれば、なおさらである。私としては、できる限りの情報提供をし、じっくり納得いくまで説明していると自認はしているが、手術の承諾をしてくれたす

手術時年齢分布と性（574例2017年12月末まで）

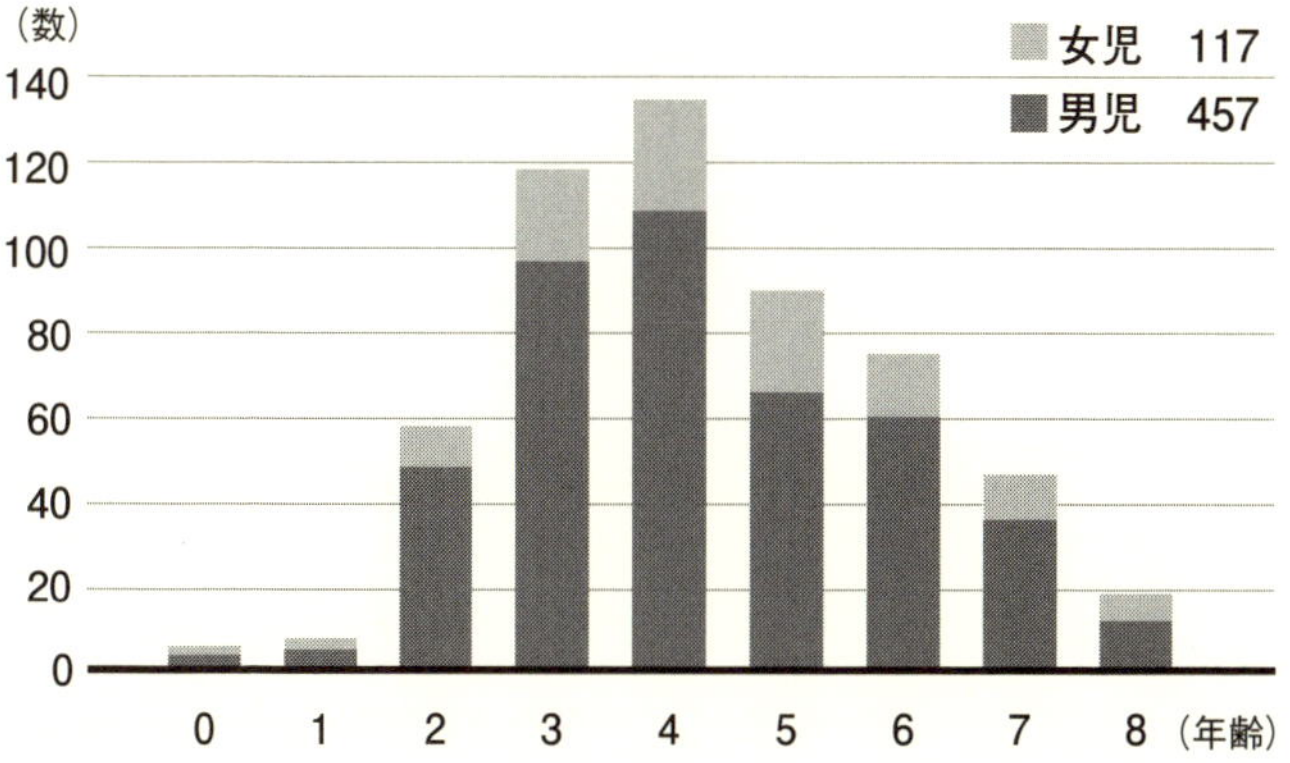

べてのご家族に感謝を申し述べたい。

復帰30周年記念ほのぼの医療体験記

2002年、沖縄県医師会が、復帰30周年記念事業としてほのぼの医療体験記を募集することになった。

私から患児らの母親に呼びかけて書いてもらうことにした。実際に作文を提出した母親は2人だった。最優秀賞は逃したが、2人とも優秀賞に選ばれた。

1人は、私の考えを変えた最初の症例で、入院中の変化を詳しく書いてあった。

2人目は、5人家族で3人の障害を持つ母親の作文だ。次男が軽度三角頭蓋と診断され、手術を受けることになり、手術前からの経過を詳しく書いてあった。とりわけ重大な症状である眼球の動きを詳細に記述していた。左記がその作文の一部である。

1歳集団検診で「眼の動きが変なんです！ 視点が合いません！ 目が細かく揺れ動いています！ 左右眼球どうしがぶつかっているのです！ 物を見る距離が近すぎます！

上ばかり見て下を見ないのでよく転びます！」こう訴えました。

それにもかかわらず、異常なしと言われ、医師の適切でない対応に怒りを覚えました。

仕方なく保健婦さんに相談したところ、チェック項目通りに検査した後、「自閉かもしれない」と言われました。発達障害の先生が、軽度三角頭蓋と診断してくれて、下地先生のところへ紹介してくれました。

まだ2歳になったばかりの頃で、手術を受けようと前向きになるまで半年かかりました。いろいろな検査の後、脳に異常はない、骨の病気のみとのことで手術を決心。2歳10カ月のときに手術を受けました。

術後、3日目に祖父からお菓子を貰った

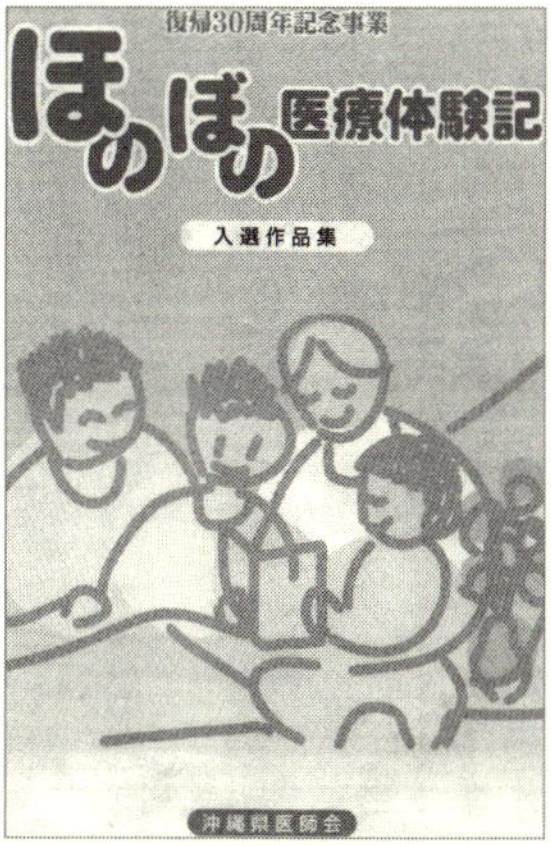

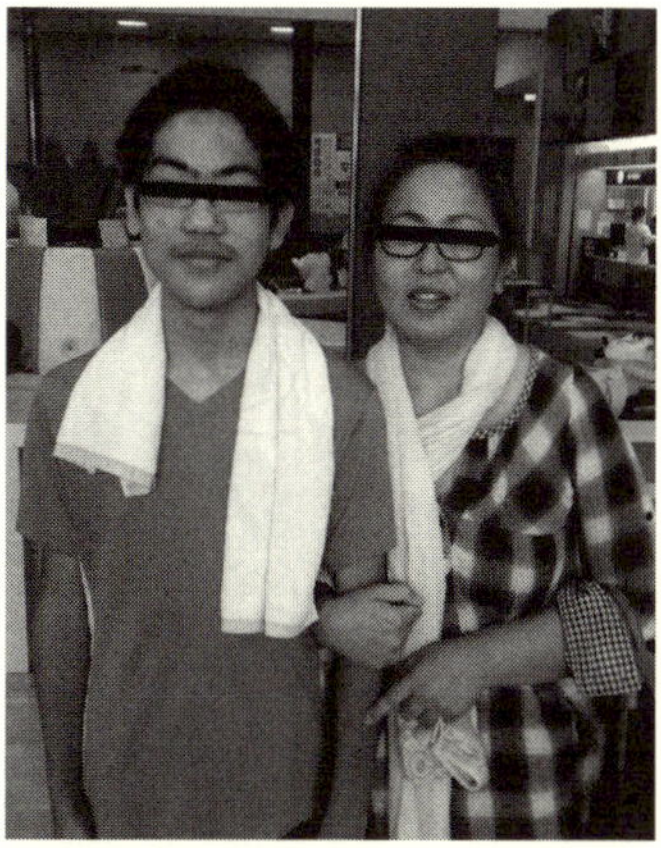

高校1年生の頃に母親と。会話は問題ないほどになっていた

とき、はっきりと「ありがとうございます」と言ったのです。「昨日まで喋れない子が術後すぐに喋れるはずがない！」と言われていたのに言葉を喋ったのです！　涙があふれました。

気になっていた「目」の動きが徐々に収まってきて、視線も合うようになりました。多動も改善し、会話もできるようになって保育園に通えるようになりました。

この患児は、現在18歳になっているが、術前の眼の動きは医学的には眼球振盪《しんとう》と表現される動きであった。母親が記述していたように、左右の眼球がぶつかるのでないかと思うような激しい動きだった。原因は脳にあるのであろうが、はっきりした局在は解明されていない。

この症例で、私が非常に悔やんでいるのは、ビデオに収めていないことである。あれほど激しい動きをしていた眼球が、徐々に徐々に落ち着いてきて、弱視も改善してきたのだ。しかし、この現象をどこにも発表することができない。証拠がないのだ。ビデオを撮っていたら、症例報告ができたのに残念でならない。その後の眼振の例もビデオを撮ることができなかったため、学術的な記載ができないでいる。

第13章

論文・最近の研究

論文「臨床症状を伴う三角頭蓋―Nonsyndromic typeを中心に―」

最初の論文は、2000年2月の日本小児神経外科学会機関誌『小児の脳神経』に掲載された。軽度三角頭蓋の手術で症状の改善などが起きることを主要テーマとして、16症例をまとめてある。手術法については、蝶形骨大翼・小翼および蝶形骨縁をかなり内側まで削除すると記述した。

この方法の根幹部分は、恩師のレモンディ教授により発案された手法である。前述したようにその第1例目に、私は助手として立ち会った。術中に「この方法で前頭葉と側頭葉の拡大が得られる」と訓令を受けていた。私の手術法はその変法である。

下地武義、山田実貴人、原秀：臨床症状を伴う三角頭蓋―Nonsyndromic typeを中心に―『小児の脳神経』Vol.25: 43-48 2000

論文「三角頭蓋を伴う発達障害—isolated typeに対する頭蓋形成術の臨床的意義—」

2番目が小児科の先生が書いてくれた論文で、日本小児神経学会誌『脳と発達』に掲載された。これには15例の非手術例と手術例とを統計学的にきちっと分析し、比較して書かれている。

K式発達テストを、短期間ではあるが経時的に記録した数値が示されている。療育センターからデータをいただき、知的障害の経時的変化も作成して比較している。三角頭蓋の子どもたちは平行線、あるいは上昇する子が多かったが、通常の知的障害の子どもたちは右肩下がりで低下の傾向にあった。

この論文の最大の特徴は、米国でよく使用されているCBCL[★1]を使用して術前後の評価をしたことである。このCBCLは100以上の質問があり、これを大項目と小項目に分けて、分析するのである。術前術後合わせて100枚にも上る量のアンケートを、小児科の2人の先生が多大な労苦を惜しまず、まとめてくれた。

島袋智志、下地武義、洲鎌盛一：三角頭蓋を伴う発達障害—isolated typeに対する頭蓋形成術の臨床的意義—『脳と発達』Vol.33：467-493 2001

★1 Child Behavior Check Lists　小児行動チェックリスト

論文 "Mild trigonocephaly with clinical symptoms: analysis of surgical results in 65 patients"

久しぶりの英文の論文で診療の合間に頑張って書き始め、毎週末はかなりの時間を費やして執筆するようにした。なかなか適切に表現する単語が出てこない日もあったが、何とか書き上げた。ラッキーなことに同僚から翻訳業をしているアメリカ人を紹介してもらい、添削してもらった。料金は格安であった。

この英文の論文は、国際小児脳神経外科学会誌『Child's Nervous System（小児の神経システム）』にすんなり採用された。

内容は、軽度三角頭蓋の計65症例からなるいろいろな分析結果である。先の小児科の先生が執筆したCBCLの結果から、整容の面、症状の改善度で特に言葉の面、発達テスト推移、CTやMRIの所見・術後の変化および手術法について述べている。考察では、軽度三角頭蓋が症状を合併しないという、これまでのコンセンサスに対する反論がメインとなっている。

アメリカの心理学者が、CBCLの結果を見て、少なくとも15例のコントロールがあるのは素晴らしいとのコメントを寄せた。

翌年、この論文は日本小児神経外科学会の最優秀論文賞（川淵賞）に輝いた。
Takeyoshi Shimoji, Satoshi Shimabukuro, Seikichi Sugama, Yasuo Ochiai; Mild trigonocephaly with clinical symptoms: analysis of surgical results in 65 patients. Child's Nervous System 18:215-224 2002

2年後には、頭蓋内圧測定の結果を論文にしている。私は、すでに手術30例目までにこの子どもたちの頭蓋内圧が異常に高いことを術中の脳の張りで気づいていた。順天堂大学の後輩と、どうしたら術中の圧が正確に計測できるかを検討した。

１９７０年代に私たちが行っていた実験は、急性期実険で、犬や猫を麻酔した後に頭蓋内圧測定を行っていた。従って、麻酔中でも条件を整えれば、より正確に測定できると確信していた。

余談だが、順天堂大学の恩師は学長になっていたので、これまでの症例を披露し、頭蓋内圧測定のことの了解を得る目的で表敬訪問をした。何しろ彼は、頭蓋内圧の研究では世界第一人者であるから同意を貰っておこうというのが、一番の目的であった。

論文 “Mild trigonocephaly and intracranial pressure of 56 patients”

この論文も大過なく同上の学会誌『Child’s Nervous System』に掲載された。小児のこの分野では、先に紹介したフランスのレニエール教授が第一人者であり、彼の分類法を採用した。明らかに圧が高いとされる16mmHg以上が約80％であった。やや高めと判定する11mmHg以上は12・5％と合計92・5％は圧が高いと判定されるのである。

この論文で強調しているのは、前頭部の狭小化と2次的な頭蓋内圧亢進がこの子どもたちの脳に悪影響を及ぼしているということである。

Takeyoshi Shimoji, Naoki Tomiyama: Mild trigonocephaly and intracranial pressure of 56 patients. Child’s Nervous System 20:749-756, 2004

論文 “Mild trigonocephaly -Report of 300 operative cases-”

小児発達センターの院長からの紹介と、2004年からのネットによる紹介サイトのおかげで、患者数はどんどん増えてきて、数年後には300例を超えていた。これだけの数字の症例は稀で、どうしても論文にしようと決心していた。

とはいえ、2005年以降、私は県立那覇病院で副院長となっており、新病院立ち上げへと多忙を極めていた。２００６年４月に南部医療センター・こども医療センター開設後も電子カルテのことや経営面のことで、肉体的にも精神的にも追い詰められるほど多忙な毎日であった。それでも、手術は説明から執刀まで必ず私が行っていた。そうしたなかで論文を書き上げ、順天堂大学の先生に最終のチェックをしていただいた。

　その論文は、脳神経外科領域の最高峰の雑誌である『Journal of Neurosurgery』に投稿した。しかし、２人のアメリカ人批評家の反対によって、非採用となってしまった。仕方なく英文のまま日本小児神経外科学会誌に投稿して採用されたものである。私なりにこの論文の主眼は、１３６例におよぶＫ式発達

発達テストの経時的変化

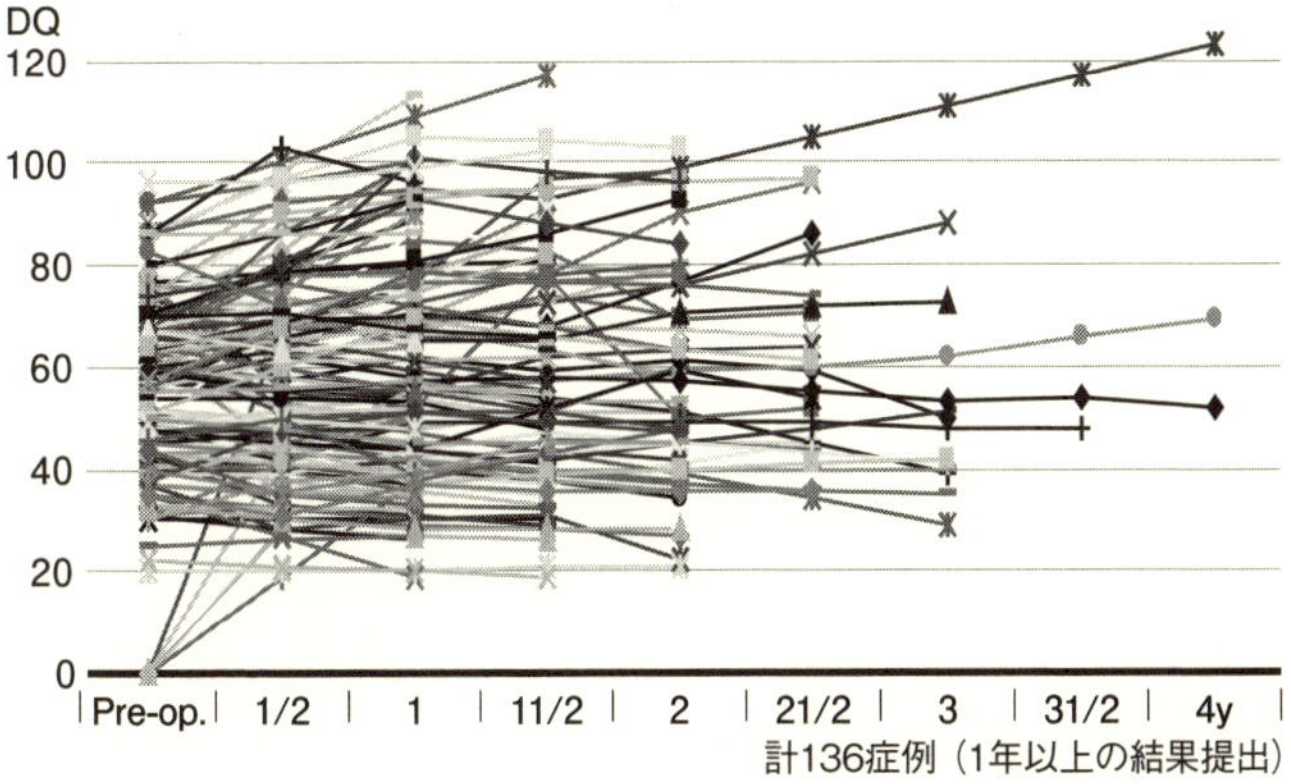

検査の経時的変化を示したところにあると考えている。これだけ多くの患児の発達指数が、下降する例は少なく、平行線か上昇していることは非常に有意義な結果と考えている（前ページ図表）。

Takeyoshi Shimoji, Kazuaki Shimoji, Katsumi Yamashiro, Tomoaki Nagamine, Junichi Kawakubo; Mild trigonocephaly -Report of 300 operative cases - 『小児の脳神経』4: 63-73 2009

論文「小頭症に伴う軽度三角頭蓋の12手術症例の検討」

押し寄せる発達遅滞や知的障害の状態を呈している患児のなかに、頭囲が2パーセンタイル以下という、すなわち小頭症の領域に入る子どもも受診してきた。このことにも当初は戸惑った。小頭症というのは、脳に何らかの異常が起こって、脳が成長しない病態で、十分なる成長が望めないと考えなくてはいけない。しかし、患児のご家族の熱意に、検査だけでも行おうと3D－CTを撮った。すると、指圧痕が頭蓋全体に描写されているのである。脳が成長しない病態なのに、なぜ指圧痕が描写されるのか？　疑念が生じた。この患児は、沖縄本島北部の6歳女児、頭囲は42・5㎝とかなりの小頭症である。母親が何としても手術をと懇願するが、私の頭のなかは、「どうしたらいいか」が渦巻いて、すんなりと手術に進めなかった。１年半を迷った挙句、圧を見てみようと母親の要望に応えた。

これが小頭症第１例目の誕生となった。手術理由は、左下の画像に認められるように指圧痕が多数認められることで、もちろん頭蓋内圧亢進であったとした。

術中に計測した圧は18mmHgとやはり高い値だった。

術前はいろいろな症状があったが、すべて改善し、残る問題は知的な面だけとなった。言葉に関しては、２語文レベルだったが、母親が「うるさいです。この子は」と言うほどおしゃべりになっていた。頭囲は術後４年で46㎝とやや大きくなる程度であったが、症状

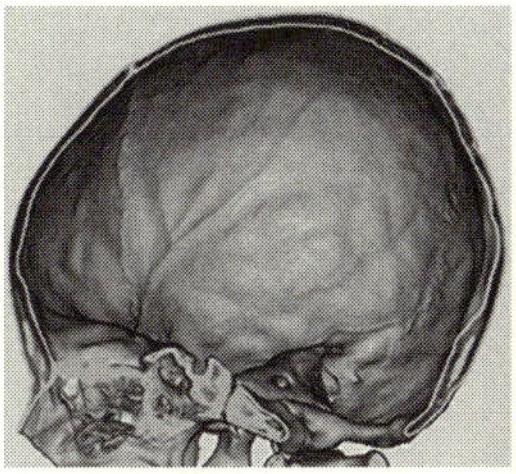
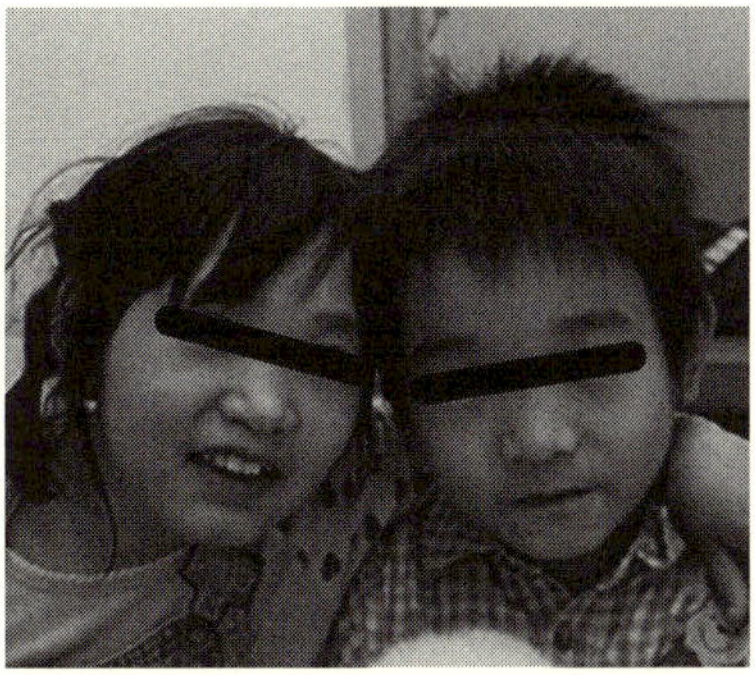

左：多数の指圧痕
右：術後3年、おしゃべりな患児（左）と弟。頭の小さいのがわかる

は明らかに改善したのである。

もう1例紹介しておこう。東京の大学病院で、頭の形がおかしいと1度手術を受けたが、症状の改善がみられない重度精神運動遅滞の子どもが受診した。1歳半で首も座っていないのである。ご両親は、小頭症で軽度三角頭蓋の診断であった。ご両親は、軽度三角頭蓋のことをよく調べていて、説明後に快く手術を承諾した。術後は運動面と理解の面で改善した。

このような小頭症患児の手術例は16例ほどになっている。手術患児らの脳に異常所見がないということが前提条件である。現時点でも、単一の縫合線の癒合であるが、なぜ小頭

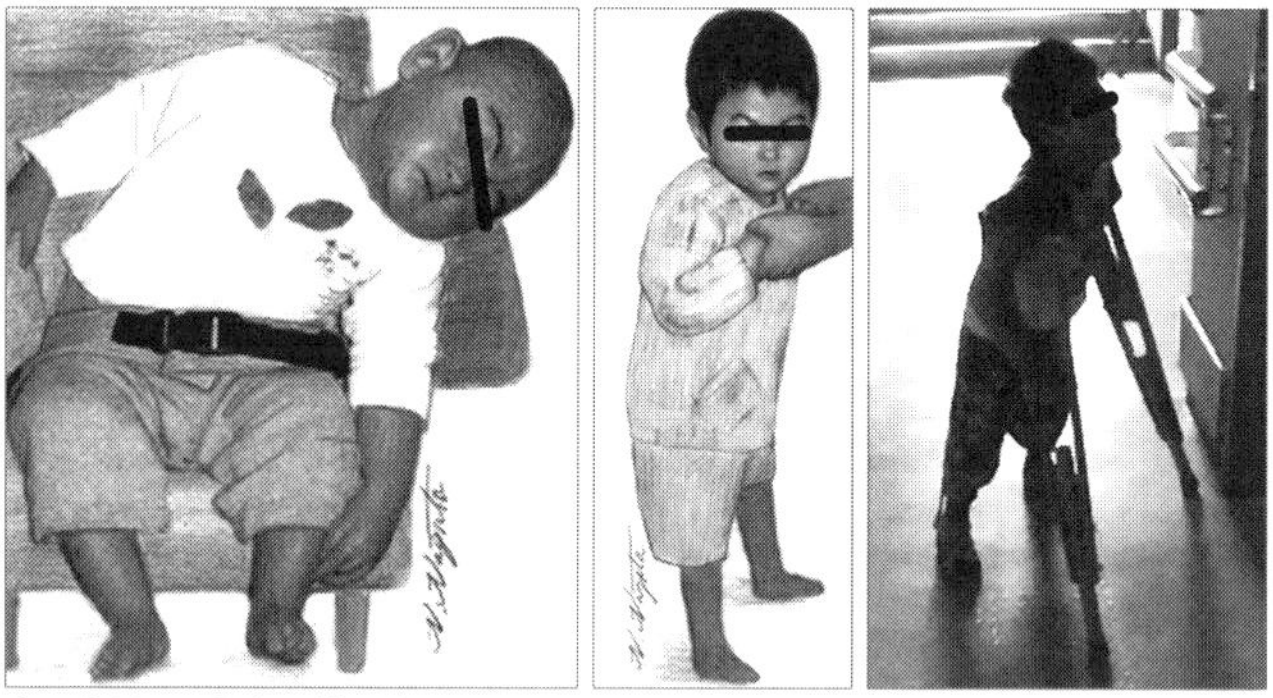

左：術前、1歳半で首も座っていない
中：半年後つかまり立ちができている
右：2年後には松葉杖を使って歩行

症になるのかまったく理解できない。しかし、患児たちの症状改善は明らかであるので論文にした。また、これは2019年に英文の論文としても発表した。

下地武義、山城勝美、長嶺知明、川久保潤一：小頭症に伴う軽度三角頭蓋の12手術症例の検討『小児の脳神経』35: 100 -112 2010

Takeyoshi Shimoji. Naoki Taira: Mild trigonocephaly associated with microcephaly: Surgical outcomes for 15 cases. Child's Nervous System 35:645-655, 2019

論文 "What Do We Know About The Mild Trigonocephaly?"

2008年、嬉しい電話が院長室（同年4月、こども医療センター院長になる）にかかってきた。慈恵医大小児脳神経外科の教授をしている大井先生からである。

「頭蓋骨と小児脳の発達の関係で、研究班を立ち上げることが厚労省から認可されました。ぜひ、先生も参加してください」

この嬉しい知らせに、もちろん即答で「OK」と返事をした。大井先生たちも、当時、軽度三角頭蓋に興味を持ち、大学の小児科や心理の先生などの協力を得て何例か手術をしていたようで、彼らなりの評価法を作成していた。

そのため、共同研究でもこの評価法を使うということになった。患児の母親への質問事項はほとんど自閉の症状に関してであった。

約3年間の共同研究が終わったが、症例の登録までには至らなかった。結局、登録症例数は私の施設（こども医療センター）での症例ばかりで、他施設は2例ほどあっただけであった。

ただ、この研究が始まってすぐに、5歳で手術した子どもが、術後6カ月間、夜中に起き出して騒いだり、パニックを起こしたりして騒動になった。まるで性格が変ってしまったようになったということで、当然、評価のスコアは非常に悪く出た。

そのため、大井先生は、術後6カ月間での統計学的な分析で有意差が出ないと論文に書いた。その時点で症例数は、数例しかなかった。ところが、この5歳の子どもは、術後6カ月を過ぎる頃から落ち着きを取り戻して、いろいろな症状の改善を見せてきた。結果として、術後1年6カ月を経過した全症例のスコアは明らかに改善の方向にあった。それゆえ、大井先生には共同研究の最後の仕上げとして総説的なことを書いていただきたかった。

そうしたこともあって、私は軽度三角頭蓋について〝我々は何を知っているのだろう〟という英文の題名で論文を書いた。そのなかに、私が手術した33症例の術後1年6カ月のスコアの経緯を記した。

軽度三角頭蓋でも症状が合併することを強調するとともに、評価法は国際的に通用する方法の採用が重要であることを書いた。小児脳神経外科の先生に、我々はこの課題について知らないことが多いので、謙虚に共同で勉強すべきであるということを主張した。何はともあれ、最初の共同研究の形を取ってくれた大井教授にはたいへん感謝している。

下地武義：What Do We Know About The Mild Trigonocephaly? 『小児の脳神経』36:1 - 7 2011

論文　"Analysis of pre- and post-operative symptoms of patients with mild trigonocephaly using several developmental and psychological tests"

どうしても心理学者とともに行う研究が必要と考えていたので、琉球大学心理学科の富永教授に頼み込み、共同研究を行うことになった。また、臨床研究をお手伝いする会社（株式会社ウェルビー）があり、協力してもらうことにした。

そして、どのようなスタイルで研究を進めるかを、私たちと富永グループおよびウェルビーの3者で協議し、評価法は国際的にも認められる方法を採用することにした。また、評価は術直前と術後3カ月、および術後6カ月とすることが決まった。2010年秋のことである。

琉球大学の大学院生2人が、患児と遊びながらテスト課題を出して点数を引き出すという根気と手間のかかる検査に取り組んでくれた。2010年10月から2012年10月まで34症例が対象となった。そうして、患児全員に次の5検査を術直前・術後3カ月・術後6カ月の3ポイントで行った。

(1) 新版K式発達検査
(2) 国立式(S-S法)言語発達遅滞検査
(3) 広汎性発達障害日本自閉症協会評価尺度(PARS)★2
(4) 小児行動チェックリスト(CBCL)
(5) 母親の養育態度などの評価法★3

これらの検査の結果は、二重の統計学的処理を行い、ほとんどの検査で有意差を持って術後が良くなっていた。

さらに、この論文には、PARSの評価点数が術後3カ月、術後6カ月と減じていくことで、自閉傾向の改善を客観的に捉えたものと解釈している。そのメカニズムを蝶形骨縁が前頭葉と側頭葉の間に食い込んでおり、蝶形骨縁を除去することでその部の圧迫を減じ

★2 Pervasive Developmental Disorders Autism Society Japan Rating Scale
★3 ベネッセ教育研究開発センターが2008年に実施した質問項目を使用。

ることが自閉傾向の改善に寄与しているとした。自閉症児たちの血流が低下しているのではという論文を引用して、自閉症状の改善の意義を考察している。

患児たちの症状は、目合わせが悪い、こだわりがある、他児と遊べない、ひどい子は常同運動がある、加えて言葉の遅れなどがある。こうした子どもは自閉症と診断がついてくる。私は、この症状を前頭葉の機能障害と捉えて、軽度三角頭蓋と診断がつけば、これが脳に対して悪影響を及ぼしているとして、手術に向かうのである。

つまり、悪い因子を取り除くことにより、症状の改善をみると考えている。もちろん、

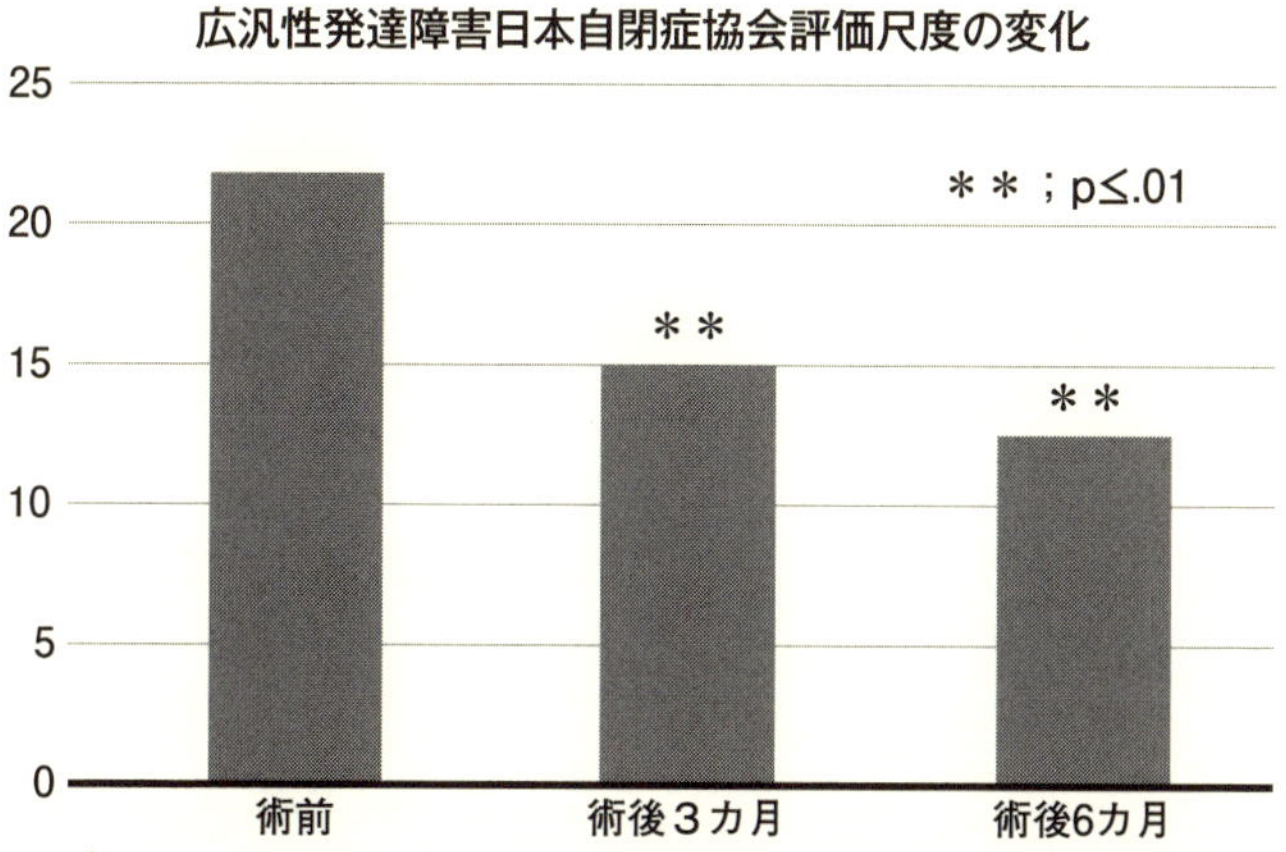

Child's Nervous System（2015）31:433-440に掲載の記事を参考に著者作成

すべての責任を軽度三角頭蓋に負わせているわけではない。

国際的に認められた評価法ではないので、論文には掲載しなかったが、「母親の養育態度の変化」も同時に調べてくれた。これは特に私が気に入った調査結果となった。

術前よりも子どもが好きになり、術後嫌いになる度合いが少なくなったという結果である。母親や父親にかなりべったり寄り添うようになるので、これが数字に表れたので納得がいった。あまりに母親にべったりする子が出て母親から「先生、私疲れます！」と小言を言われたこともあった。母親が子どもをより好きになることで、療育にも力が入るという、良い相乗効果が出ていると考えている。

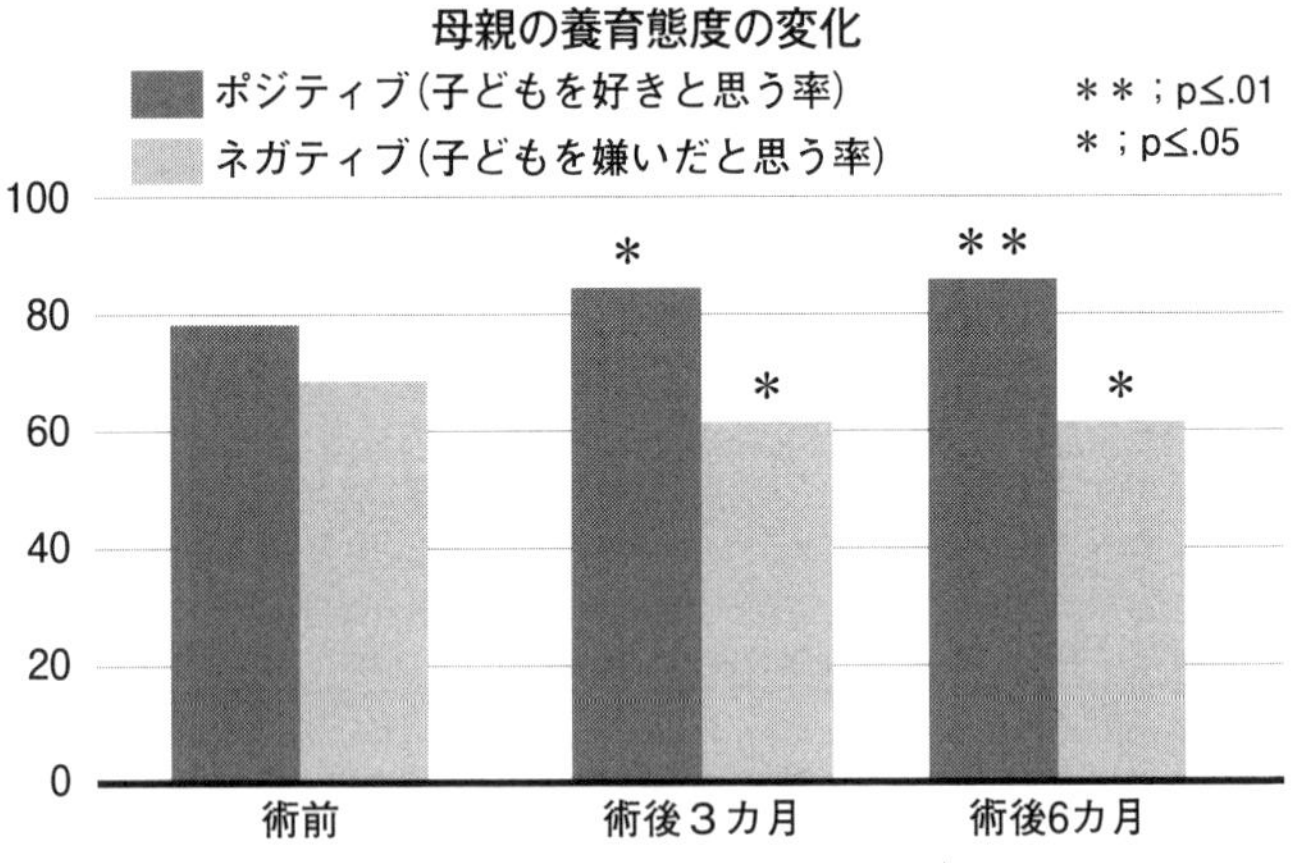

この検査を導入してくれた心理の先生方に感謝している。

Takeyoshi Shimoji, Daisuke Tominaga, Kazuaki Shimoji, Masakazu Miyajima, Kumiko Tasato: Analysis of pre- and post-operative symptoms of patients with mild trigonocephaly using several developmental and psychological tests. Child's Nervous System 31:433-440 2015

しかし、前記論文では非手術との対比ができないとの批判が当然出てくる。

1992年以降、日本でも証拠に基づいた医療が強く言われるようになり、医療界全体がエビデンスを求めるようになった。軽度三角頭蓋でも自然歴★4あるいは非手術群と手術群の対比などを多施設共同研究で、統計学的に出さねばならない。

確かに、完璧な研究では、無作為に比較試験を行うのが早道ではあるが、現時点では、まだまだ完璧なデータが出ていない。これは私の倫理観による所以であるが、患児の親が「私の子どもを治療して」と目の前に現れた場合、一般病院の勤務医は「あなたの子どもは手術しないで、研究のために経過観察をしましょう」とは口が裂けても言えない。私はこう主張し続けてきた。

しかし、何とかエビデンスを求めないといけないので、3カ月間の経過観察を自然歴と

★4　患児たちの治療をしないで見た経過の結果。

し、術後6カ月間のテスト結果の比較を出そうと考えた。このくらいの経過観察であるなら私の倫理観にそう差し支えはないとし、術前3カ月・術直前・術後3カ月・術後6カ月の4ポイントで前回の5テストを行い、これらを比較検討しようと琉球大学の心理学の先生と計画を立てていた。

そうした折、初めて私と順天堂大学の脳神経外科で提出していた研究申請が厚労省から合格の通知をもらったのである。さらに沖縄県からもこの研究に対して補助金が出るようになった。

患児たちの診断・手術は私の施設と順天堂大学脳神経外科、心理テストは立正大学心理学科と琉球大学心理学科の共同研究が組まれた。3年間、このチームで患児たちの追跡を行った。

結果は前回と同様に良いものであった。特に言葉の表出とPARSの結果は非常にいいものであった。現在、まだ論文としては仕上がっていないが、前向き研究として評価されるものと考えている。

この結果を国際学会で話すと、やはり、まだコントロール試験としては不十分との指摘を受けた。この点を考慮して次回は、すぐに手術するグループと6カ月後に手術するグループとでの比較検討を考えている。

余談だが、こうした研究費をいただく際は、各施設で倫理委員会に研究内容の許可を得てから始めなければならないが、この点ではクリアしていると考えている。

以下は論文になっていないが、術後10年を経過した患児たちのＱＯＬ（日常生活の質）を２０１３年に調査したので記しておく。一度立ち止まって、これまで治療した患児たちの状態を知ることも重要だからである。

まず、こうした調査を行うのに適した調査方法を探さなければならない。調べていくと、東京大学医学部付属病院看護部から出ている論文（Kobayashi）を見つけた。この方法を使おうと同看護部に問い合わせると、これを作成した先生（Verni）の許可がいるとのこと。早速、Verni先生に連絡を入れ、使用目的などを知らせて許可を得た。通常は有料であるが、研究の一環として無料で提供していただいた。

２０１４年、２００３年までに手術した約１６０例の「10年経過した患児たちの生活の質」について調査した。皆、術前と比較して改善したとの回答を寄せてくれた。このとき、嬉しいことに感謝状をたくさんいただいている。

Kobayashi K,Kamibeppu K.Measuring quality of life in Japanese children: Development of the Japanese version of PedsQLTM.Pediatrics International 2010;52:80-8.

Varni JW,Seid M,Rode CA.The PedsQL:Measurement model for the pediatric quality of life inventory.Med Care 1999;37:126-39

術後10年経過した患児たちのQOL

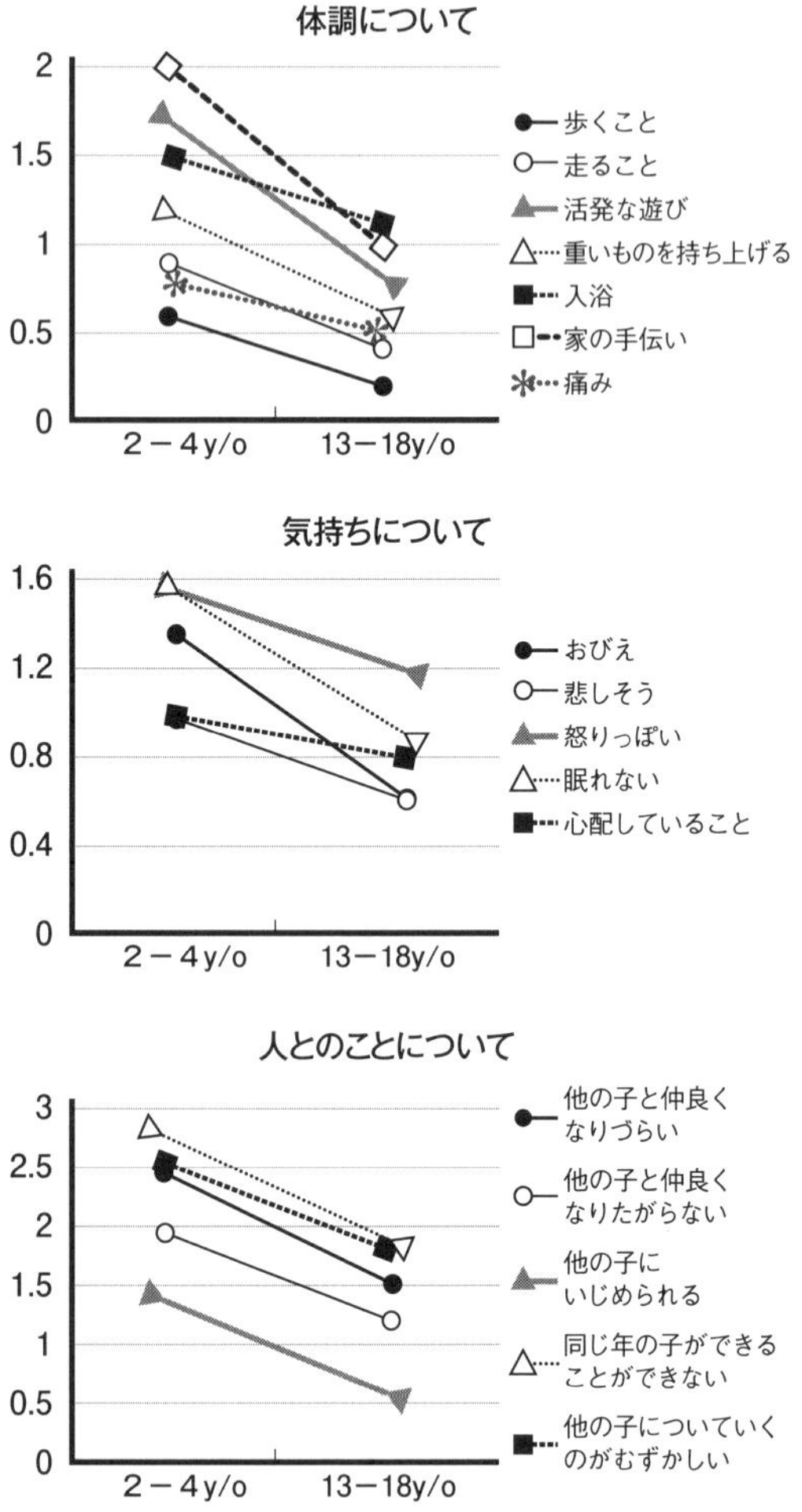

軽度三角頭蓋の患児のみが受診してくるのではない。似たような症状を持つ子どもたちの3D-CTを撮ると、前頭縫合と矢状縫合が癒合している患児が時折見つかる。

この病態は教科書には存在の記載はあるが、非常に稀なものと考えられている。計35例になったので、英文で論文を書いて、採用された。この病態の症状発現の根源は、第一に前頭縫合の癒合で前頭部の狭小化、第二に頭蓋内圧亢進であるとした。

次ページの写真上3点の例は1歳1カ月で受診。遅い方だが、その時点で症状の発現をみておらず、治療後順調に発育している。2017年4月、大学付属小学校6年生になっている。

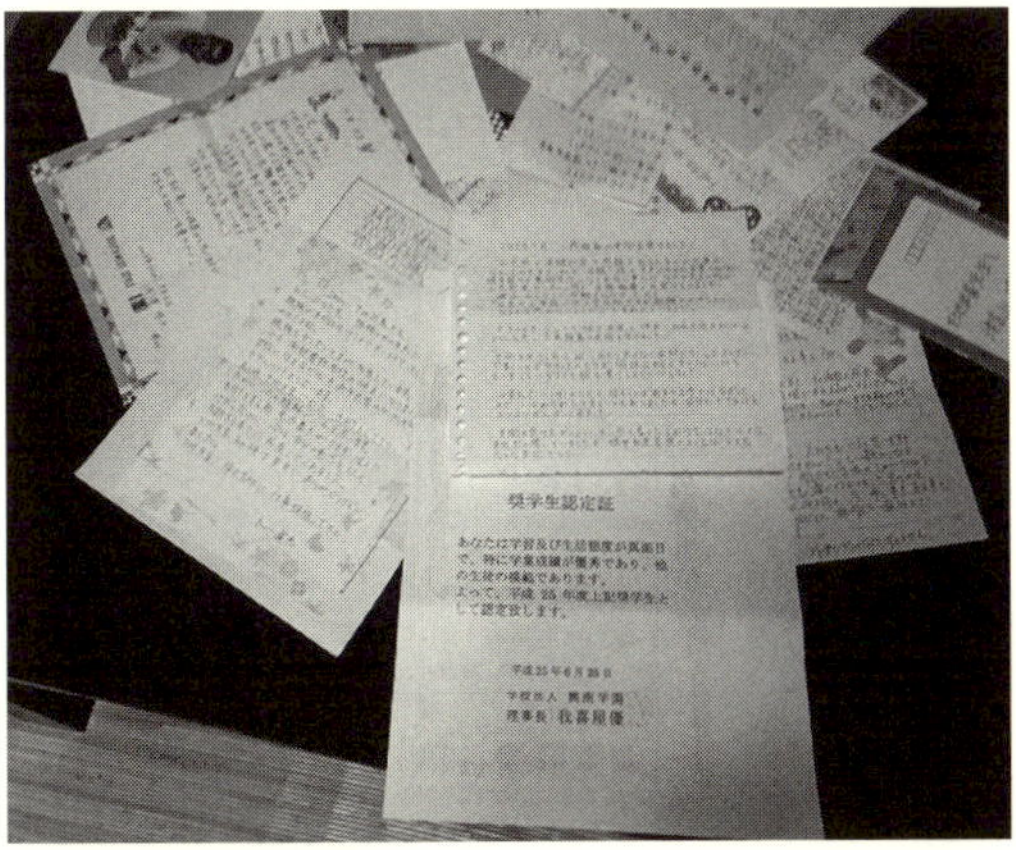

いただいた感謝の手紙

前頭縫合・矢状縫合早期癒合例

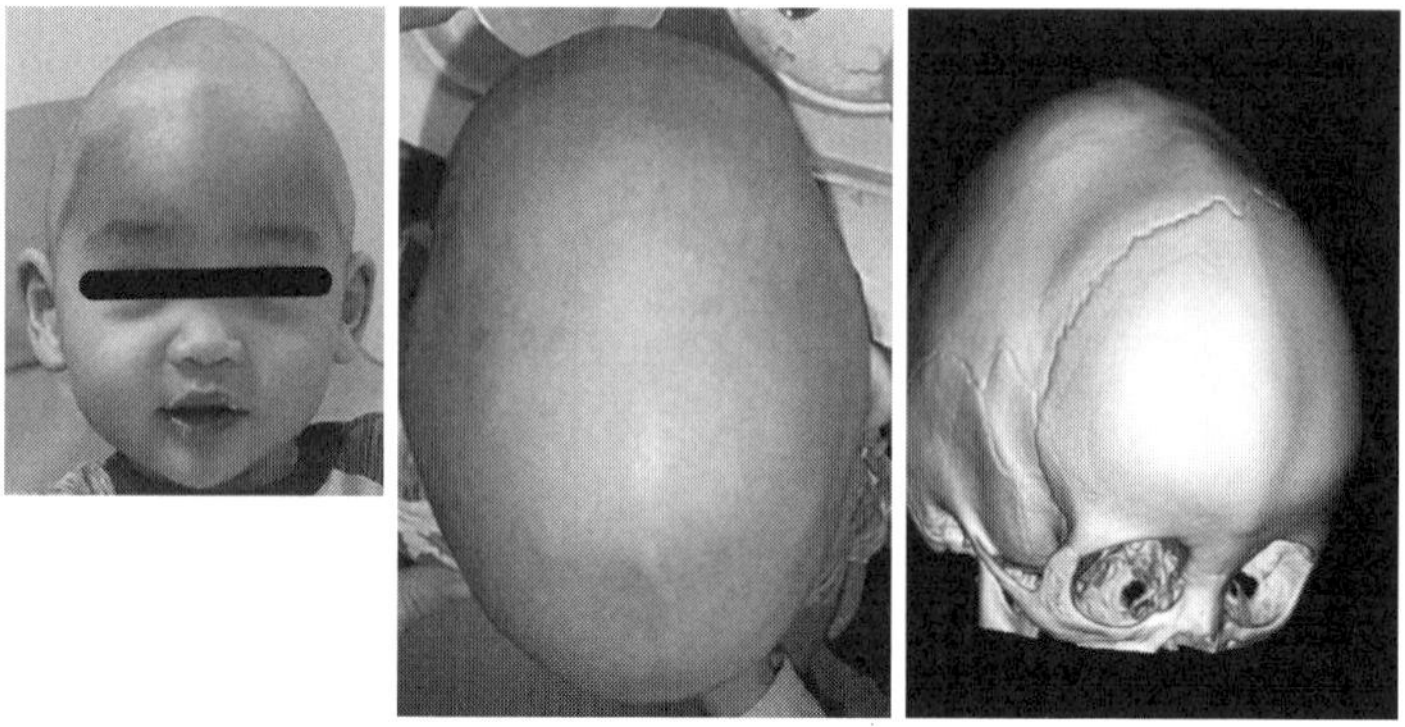

遅れて診断された前頭縫合・矢状縫合早期癒合例

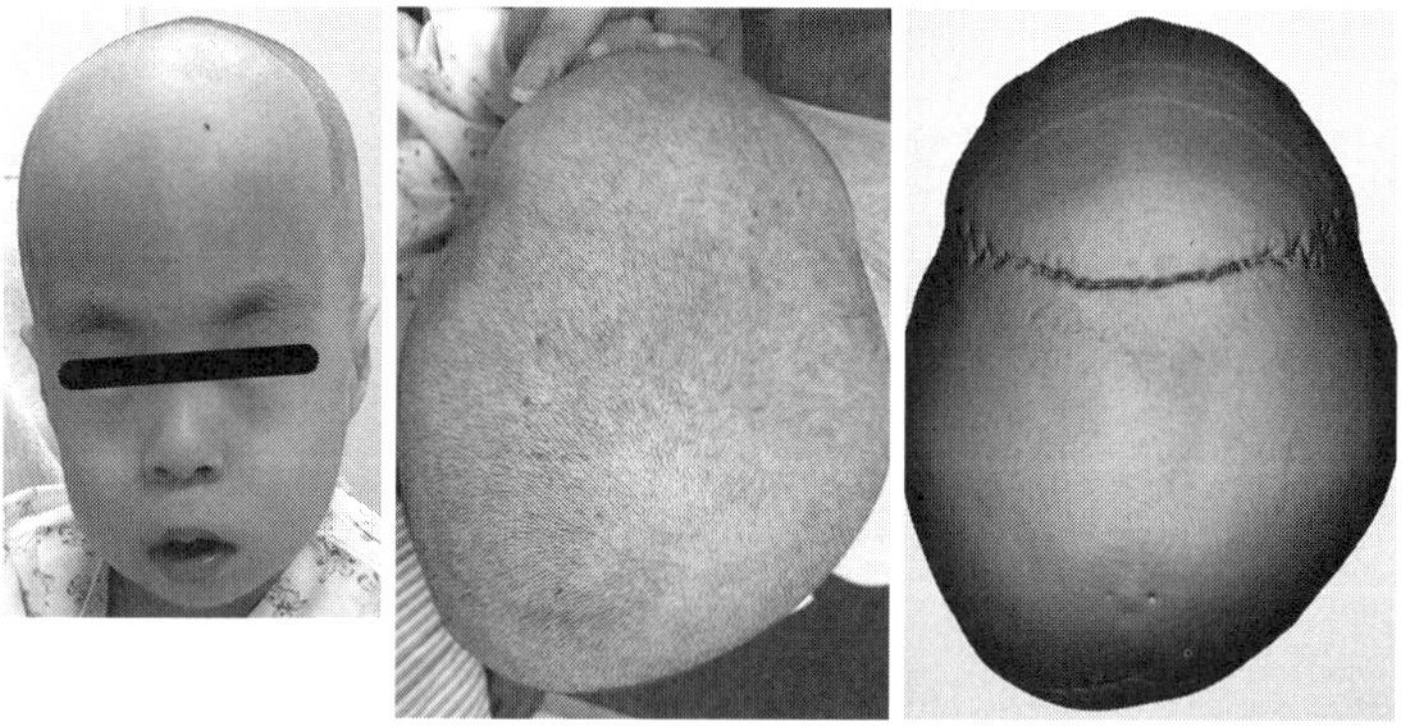

下の写真の子どもは２歳で紹介受診しているが、有意語なしと座位が何とかできるかといった状態。重度発達遅滞であった。術後、運動面の改善は見られたが、重度知的障害は残っている。

頭の形がおかしいと思ったら、３Ｄ－ＣＴを撮ることを勧めたい。放射線量が問題で、ＣＴを撮るのをためらうようになっているが、診断のためなら許容範囲であると考えている。

Takeyoshi Shimoji, Takaoki Kimura, Kazuaki Shimoji, Masakazu Miyajima; The metopic-sagittal craniosynostosis -Report of 35 operative cases- Child's Nerv Syst 33:1335–1348 Childs Nerv Syst ; 2017

挑戦する意欲はどこから

私が、なぜ三角頭蓋の手術という新しいことに打ち込めるのか？　挑戦できるのか？　端的には偉大な恩師2人との出会いである。

その1人は、私が、学生時代に感銘を受けた教授だ。彼は、アメリカから帰国したばかりで、世界の第一線で活躍する脳神経外科医との触れ込みであった。講義も英語を駆使して明快。聡明な教授だと学生ながら感銘を受けたものである。私は、彼の脳神経外科教室を選択して弟子入りした。

そして、卒後3年目から研究生活に入るが、脳外科の診療をしながら、週3回は動物実験を行っていた。土日、祝祭日も関係なしである。実験終了は午前2時頃、過酷な戦いであった。テーマは脳神経外科最大の謎である〝急性脳腫脹〟で、頭蓋内圧の測定が重要である。実験中は、常に教授から檄が飛ぶ。

「常に世界と戦うのだ。今、世界的な仕事をしているのだぞ」

その1年後、私は教授室に呼ばれ、命令された。

「アメリカで勉強してこい」

というのも私は、ＥＣＦＭＧ[★1]という米国で診療可能な仮免許に合格していた。それで、臨床の研修に行ってこいということである。行き先はシカゴの大学、主任教授は世界脳神経外科コングレス[★2]の会長をしていた有名大学である。

そして渡米。１９７３年４月からこのシカゴの大学での研修がスタートした。

数カ月が過ぎた頃、イタリアから来たディ・ロッコ先生と水頭症の頭蓋内圧を測定することになった。ところが、機械の組み立てから、患児の横で記録を監視することまですべて私の役となった。

このとき大いに役立ったのが、日本での研究生活で培った知識だった。

測定結果はというと、いい記録が取れた。すると、ディ・ロッコ先生が連名で脳外科分野最高峰の専門雑誌である脳外科ジャーナルに投稿した。それが採用され、『Journal of neurosurgery; 42 683-689 1975』に掲載された。

以来、彼とは仲良くやってきた。かの地での臨床研修は、研修医の合い言葉である「奴隷のごとく……」のように厳しいものであった。しかし、日の丸を背負っている自負があるのでそう簡単にへこたれるわけにいかなかった。

★1　Educational Commission of Foreign Medical Graduateの略。
★2　World Congress of Neurosurgery

ちなみに、ディ・ロッコ先生はのちに国際小児脳神経外科学会誌の主任編集者となる。

私は、4年目にチーフ・レジデント★3となり、毎日が手術場である。そこでは、悪性脳腫瘍の例が多数あるので、これをマウスに移植する実験を始めた。幸いなことに先輩である佐藤先生（後に教授）が小児脳神経外科研修で、同じこども病院へ赴任しており、彼が指導教官となり、研究が始まった。

手術が終わり、病棟のこまごました仕事を終了してから、1人で研究室へ行って、マウス30匹に麻酔をし、注射針で小さな穴を頭に開けて脳へ腫瘍を埋め込むのである。標本を作製して電子顕微鏡で観察、写真を撮って印刷する工程をすべて自分でやるのだ。これらのことがすべて研究室でできる環境であった。数百匹のマウスの世話も当然、我々の仕事である。

当時、アメリカはベトナム戦争が終了して、どの分野でも緊縮が叫ばれ、大学からの研究費が縮小されていた。それでも主任教授の粋な計らいで、相当な金額のかかる研究を1年間続けることができたのである。

そうした状況下、成功例が出たのである。当時、人の脳腫瘍をマウスに移植することができたことは画期的なことだった。この研究成果をテーマとして私は学位論文を書き上げ

★3　チーフ・レジデント；文字通り研修医のトップ。

た。

5年の修業を終えて帰国、大学に残り、臨床、研究および教育に従事した。

余談だが、大学のどの科も毎週のごとく動物実験を行うが、毎年、年末には大学主催でお寺において動物供養祭が催される。これにはできる限り出席していた。

その後、故郷である沖縄に戻り、脳神経外科医として従事。三角頭蓋の子どもたちの手術に挑むようになった。この子どもたちに少しでも明るい未来をもたらすことができたら、持って生まれた能力を少しでも伸ばすことができるなら、と、多くの方々の協力を得ながら三角頭蓋に奮闘し続けている。

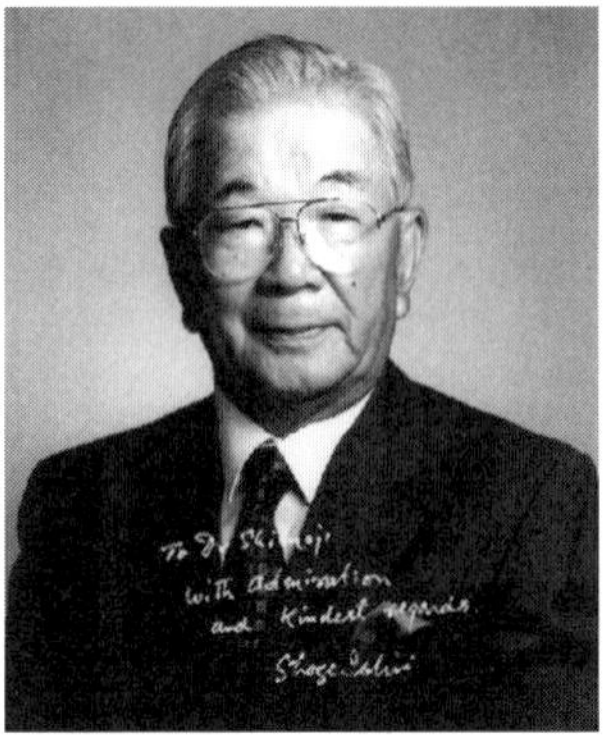

順天堂大学脳神経学石井昌三教授（後に理事長）
To Dr. Shimoji With admiration and kindest regards. Shozo Ishii
（下地先生へ賞賛と最大の敬愛の念をもって。石井 昌三）

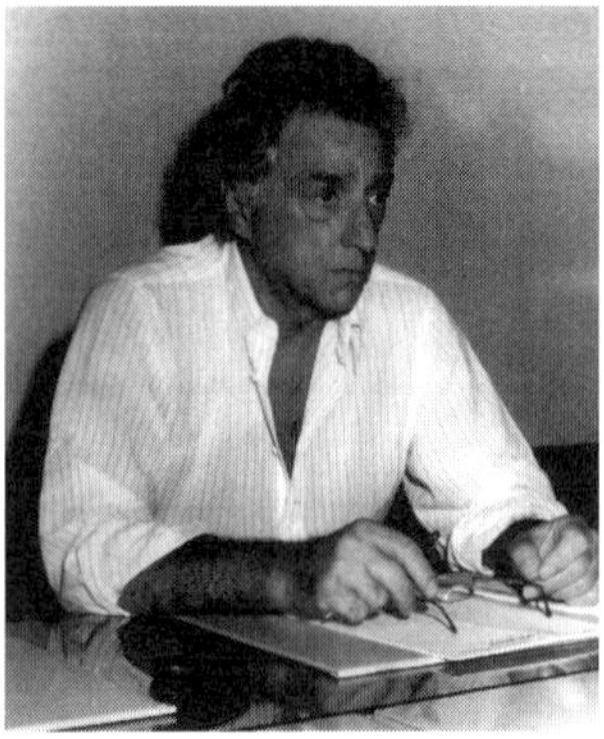

現代の小児脳神経外科の父と称されるレモンディ教授

世界的な学者である日本とアメリカの２人の恩師から、いやというほどアカデミック・マインドを植え付けられた。これが現在も私の心に脈々と生き続けているのであろう

おわりに

1994年から三角頭蓋に取り組んできて、多くの皆さまから情報冊子がほしい、と要望されて執筆しはじめた。この課題に取り組んで以来、本当に患児たちに学ばされてきた。何度もそれまでの自分の考えを覆されて、反省して、その都度、新しい発見に出合ってきた。

初期の頃は、多動と言葉の急速な改善に驚かされ、まったく自覚のなかった自閉の症状の改善を経験、夜驚も途中からわかった症状のひとつだった。常に、どうして、どうしての連続だった。

その疑問の解明に3D-CTやMRIで、前頭蓋窩を含めた前頭部、すなわち前頭葉の拡大が著明に描写され、頭蓋内圧の亢進のデータを得たことなどから、メカニズムの一端を捉えたと世に出していた。

一方、どうして自閉の症状が良くなるのかよくわかっていない段階で、協力者が心理学者の物まね脳と自閉の関連を記した文献を見つけてきてくれた。そのときの興奮をいまだに忘れることはできない。手術の1例目から蝶形骨縁を削っていたので、これが幸いしたと、この術式を指導してくださった亡き恩師に感謝した。

後日、生理学を研究している先生と、偶然にこの物まね脳の話が話題になった。その先生は、電気生理学的にその存在を突き止めようとしているとのことだった。現時点では、現象を捉えて物まね脳との関わり合いを推測している段階であるが、学問的にとても興味を引く分野である。この物まね脳との関連もメカニズムの一端かと思われる。

最終的には、「証拠に基づいた医療」がいわれている今日、統計学を駆使した数量化が重要だ。この研究も行ってきたが、まだ不十分との指摘が多い。今後、この点も協力施設を増やして共同研究を進めていく予定である。

ともあれ軽度三角頭蓋に関しては、これまでの常識では測れないことが多くあるので、これからも勉強していかなければならない。すでに600件を超す手術例になった。これまでの経験から、発達障害と診断されているお子さんには、額の中央を触診し、リッジがあるかを確かめてほしい。もしあれば、3D-CTの撮影をお勧めする。

ご家族の皆さまには、強い決意をもって手術を受けられたことに感謝したい。特に初期症例のご家族から、術後に医師らからひどい言葉を掛けられたことが今でも心の痛みとして残っていることを知り、深謝したい。また、患児の写真を掲載することにも快諾してくださり、感謝に絶えない。この本書を執筆しているなかで、多くの患児が良くなり、ご両親が喜ぶ姿を見てきた。この喜びを多くの医師と共有できる日を待ちわびながら、筆を置く。

下地 武義

2019年7月23日　夏の日差しが続く那覇にて

推薦の弁

●元立正大学心理学部教授　柿谷正期

私は臨床心理学を専門とする研究者ですが、心理学領域で興味を持たれる方は皆無でした。ＧＦＣＦダイエットもカンジダ菌もしかりです。しかし、私が初めて下地先生の発表を聞いたとき、「これはすごい！　ノーベル賞に匹敵する研究だ」と思いました。ノーベル賞はたまたま発見したことが実に大きな発見となり、のちに受賞につながるということがよくあります。軽度三角頭蓋の手術で多動などが軽減するということは驚きであり、今でも感動を忘れることができません。

私は沖縄に飛び、手術現場に立ち会わせていただきました。批判を受けながらここまでデータを積み上げて来られた努力は、親御さんの熱い思いに押されてのことと思います。

学会が絡んだやりとりは、研究者にとっては特に面白い（失礼！）ものです。子どもの発達障害で悩んでいる方々は一読される価値があります。希望が出てくるかもしれません。しかし、子どもが成長した後で読まれた方は悔いるかもしれません。もう少し早く知っていたら……と。

２０１９年8月9日

●順天堂大学脳神経外科特任教授　佐藤　潔

本著の著者：下地武義君は私と同じ順天堂大学・脳神経外科：故石井昌三教授の門下生として日本と米国で臨床と研究に没頭した仲である。私たちはＥＣＦＭＧに合格、アメリカで臨床をする資格を得て、シカゴの名門、Northwestern 大学付属病院群で臨床訓練を受けた。特にシカゴでは、同大附属病院群の一つ、当時の名称【こども記念病院】で近代小児脳神経外科の父：故レモンディ教授に3年余の期間、小児脳神経外科の診療と研究の特訓を受けた。下地君は厳しい臨床訓練に耐え、チーフ・レジデントを経て5年間のレジデントプログラムを卒業した鋭才である。

下地君はシカゴ在住中、パリの形成外科医：故Paul Tessier 教授が小児脳神経外科医と共同開発した頭蓋・眼窩・顔面に発生する先天性疾患の外科的治療を学んだ。多分、1970年代に学んだこの新しい脳神経外科領域の診断法と治療法が【三角頭蓋】に下地君が注目した原点であったように思われる。

シカゴから東京に戻り、下地君とともに順天堂医院で小児脳神経外科に傾注したが、故瀬川昌也先生と野村芳子先生から紹介を受けた精神発達障害を合併する【くも膜のう胞】症例に外科的治療が奏功するか否かの臨床研究を開始した。有意語なく、多動などの障害をみる症例では、私たちが開発した治療で【くも膜のう胞】は消失し、脳の変形は復元するが、症状の改善を見ることはなかった。その一方で下地君が取り組んだ三角頭蓋の外科的治療では、術前に認めた【有意語なく、多動などの障害】が改善されることが示された。長年にわたる治療成績の分析、症状改善のメカニズムなどの解明に下地君らしい不屈の努力の跡が本書に記されている。

実は、彼がこの問題を学会で発表した初期段階で、ランダム化比較試験が必要ではないかとアドバイスした記憶がある。しかし、当時は順天堂大学にはこの問題を解明するに必要な症例はなく、従って、共同研究を組むことは難しかった。また、症状の改善を求めてくる患児らの保護者にランダム化比較試験の非手術症例群に割付させてほしいとは言えないと下地君は彼の心情を吐露していた。現在は、順天堂大学と共同研究を組み、患者サイドの倫理感を損ねることがないよう配慮する中に研究を進めていると聞いている。

本書では、小児脳神経外科医でないと指摘できない異常所見を見出し、その障害を除去することで患児らの症状の改善することを証明しようとしている。頭蓋形成術で前頭葉の発達に必要な【ゆとり】を作成することが前頭葉・側頭葉の機能に改善をもたらすものと私も考えている。今後、更に共同研究が発展的に拡大することを望んでやまない。

２０１９年８月９日

発達障害《はったつしょうがい》を救《すく》う在野《ざいや》の脳神経外科医《のうしんけいげかい》が風《かぜ》に向《む》かって立《た》つ!

2019年12月10日　初版第1刷

著　者 ―――――――― 下地武義《しもじたけよし》
発行者 ―――――――― 坂本桂一
発行所 ―――――――― 現代書林
〒162-0053　東京都新宿区原町3-61　桂ビル
TEL／代表　03(3205)8384
振替 00140-7-42905
http://www.gendaishorin.co.jp/
デザイン ―――――― 中曽根デザイン

印刷・製本：(株) シナノパブリッシングプレス
乱丁・落丁はお取り替えいたします。

定価はカバーに
表示してあります。

ISBN978-4-7745-1832-9 C0047